国医刺血疗法临床手记

王振琴　马树田　胡新国　编著

时代出版传媒股份有限公司
安徽科学技术出版社

图书在版编目(CIP)数据

国医刺血疗法临床手记 / 王振琴,马树田,胡新国编
著.--合肥:安徽科学技术出版社,2021.5
ISBN 978-7-5337-8383-9

Ⅰ.①国… Ⅱ.①王…②马…③胡… Ⅲ.①放血
疗法(中医) Ⅳ.①R245.31

中国版本图书馆 CIP 数据核字(2021)第 021926 号

GUOYI CIXUE LIAOFA LINCHUANG SHOUJI
国 医 刺 血 疗 法 临 床 手 记　　　王振琴　马树田　胡新国　编著

出 版 人:丁凌云　　　选题策划:王　宜　　　责任编辑:王丽君
责任校对:李　茜　　　责任印制:梁东兵　　　装帧设计:冯　劲
出版发行:时代出版传媒股份有限公司　http://www.press-mart.com
　　　　　安徽科学技术出版社　　　　　http://www.ahstp.net
(合肥市政务文化新区翡翠路 1118 号出版传媒广场,邮编:230071)
电话:(0551)63533330
印　　制:合肥创新印务有限公司　　电话:(0551)64321190
(如发现印装质量问题,影响阅读,请与印刷厂商联系调换)

开本:710×1010　1/16　　　印张:10.75　　　字数:300 千
版次:2021 年 5 月第 1 版　　2021 年 5 月第 1 次印刷

ISBN 978-7-5337-8383-9　　　　　　　　　定价:36.00 元

自　序

　　我是一名传统的中医针灸大夫,也是安徽省名老中医周德宜先生的关门弟子。我的恩师周德宜,早年承业于其舅父——安徽省著名老中医陈粹吾。恩师悬壶济世50余载,精研《黄帝内经》《针灸甲乙经》《针灸大成》等医学经典,精通医理,博采众长,又善于在临床中明察秋毫,辨证施治。恩师对医技精益求精,临证经验非常丰富,其学术思想重在通经络、祛病邪,但也不忽视扶正。他一贯主张"一针、二灸、三拔罐,疾病去一半,从不轻易用药"。他生前经常教导我:"身为传统的中医针灸大夫,不要见病就用药,是药总有三分毒,大凡必须用药时也是为了调整患者阴阳气血的平衡,配合针灸提高疗效。"所以恩师治病多以针灸为主,适当配合中药,其取穴选药,精当简要,针刺治疗数种沉疾痼疾,屡见奇效。

　　作为恩师的关门弟子,传承并发扬光大他老人家的学术思想和精湛医技,是我的责任与追求。我在临床上运用刺血疗法医治了许多疑难杂症,深感欣慰。夕阳之际,我深感有必要把中医瑰宝里一枝独秀的刺血疗法的神奇疗效,以病案故事的形式写出来留于后世,也有意把恩师的许多临床经典病案在此分享出来,供同道、医学爱好者和患者们参考共研。

怀大医仁心，书慈爱人生

　　欣闻好友振琴撰写的第三本专著《国医刺血疗法临床手记》付梓，深为感动。这是她撷英恩师周德宜先生的医术精髓，总结自己多年临床经验之精华的又一部心血之作。她孜孜求索、不懈登攀的精神及过人的聪慧与才华，让我很是敬佩。如果说此前振琴所完成的两本专著，重点还只是在阐发从医工作体会的话，那么这本专著的意义则完全超越了个人一时一事经验体会的界限，而是从医者仁心的高度，将医术与德行、科学与人文自然融汇到一起，表明她在人生阶梯上又跨出了令人瞩目的一大步。振琴圆满地践行了"大医治病"的中医传统人文理念，即大医必有大爱仁心，大写的慈爱代表至高的道德风范。

　　我和振琴相识屈指算来已有二十余载。当年我在安徽科技报社做科普采编工作时，曾慕名去采访振琴。一进她的诊疗科室，映入眼帘的是墙壁四周挂满的锦旗，这些锦旗都是对振琴作为医者"妙手回春""医技高超""医德高尚"等杰出专业成就与仁爱情怀的热忱表彰。患者来自国内国外、城市农村，各种不幸的人生在这里重新获得幸福，各种喜出望外和真诚的感激之情，统统汇聚在小小的诊室。这让我立时被震撼了，崇敬之情油然而生。熟悉之后，我便经常向振琴约稿，在自己主持的本报"安大夫栏目"中刊载，并请她不断就读者提出的疑难病症诊治问题答疑解惑，深受广大读者的欢迎。在与振琴的私下交往中，我也常听她谈起诊治疑难病症的种种感人事迹，特别是遇到各种复杂问题时，她是如何运用聪明才智和专业技能成功解决问题、化险为夷的临床治疗经历。

　　出于职业敏感，我自然想到振琴诊室的墙面上挂着的那些锦旗背后可能隐藏的动人故事，以及这些故事对于普通读者所具有的科普价值。因而建议振琴在写作科普文章时，尽可能地将锦旗背后的故事较为详细地描述出来，即写出疾病特点及疾病发生的前因后果、治疗过程，包括如何结合心理辅导完成临床治疗等，用讲述故事的方式，以通俗易懂的语言文字，穿插着呈现在文章中，从而在增强文章的科学指导意义方面，更具趣味性和可读性。因为当时我们工作都很忙，振琴担心自己的时间、精力不够用，难以按计划完成这项任务，于是邀我与她一起合作来做这件事。但我深信振琴具备这个以叙述客观事实，来表达医者情怀的写作能力。我知道她相当喜欢阅读，知识广博、创作欲望强烈，且具有快速接受和勇敢尝试新事物的能力。果不其然，振琴悟性高、动手快的优势很快凸显出来，不出几日就将平时积累的素材，写成一篇篇短小精悍的科普故事，陆陆续续在《新安晚报》

《安徽科技报》《恋爱婚姻家庭》和《家庭医生》等报刊上发表出来。后来,在此基础上,她精心选出100篇集结成书并出版,深受读者好评,立刻成为图书市场上的热销读物,大家相互推荐、争相购买。

作为安徽省中医院知名的中医专家,振琴可以说是诊治疑难杂症的高手。她有40多年的临床经验,是著名中医大师周德宜的关门弟子。一些临床难以治愈的疑难杂症,经她采用刺血、针灸、刮痧、艾灸等物理疗法综合治疗,都取得了满意的效果,其疗效明显优于别的疗法。我亲身经历和见到的案例就有很多,诸如中风后遗症、牛皮癣、斑秃、痤疮、前列腺炎、过敏性鼻炎、哮喘、小儿疳积等这样一些令人苦恼而又无奈的顽疾,在振琴的精心治疗下,患者很快恢复了健康。一次吃饭的时候,有位朋友小腹疼痛且尿频尿急,情急之下向振琴倾诉苦衷。振琴不慌不忙地采用针灸疗法,取肾俞、关元、中极、三阴交等穴行针。她为这个患者隔天针灸1次、治疗10次(1个疗程)后,患者就完全康复了,至今已6年多未复发。振琴神奇的医术让很多人感到惊奇,觉得难以理解。她解释说,这种情况是患者免疫力降低,出现无菌性炎症,致使泌尿系统出现一些临床症状。针灸有消炎止痛、通经活络、提高免疫力的功效,治疗效果好并非偶然,而是因为对症施治,有科学依据。她常说,祖国医学在长期的演进发展过程中,凝聚着中华传统文化的精神灵魂及哲学智慧,如刺血、针灸、刮痧、艾灸等,都是有效调理人体内在气血平衡、发挥人体自愈能力的科学治疗手段。这些手段最能体现中医博大精深的医学理念。在她的诊室,人们时常能见到患有面瘫若干年的患者,不知不觉中恢复了正常的模样;满脸疙瘩、痤疮的姑娘、小伙,终于恢复了青春光洁的皮肤;无法行走的中风患者,高兴地从轮椅上站起来走路;斑秃日久的中年男子,头顶忽然长出浓密的秀发;面黄肌瘦、没有食欲的小儿,经她几次治疗,饭量大增、面色红润……这样的案例举不胜举。振琴多年来继承先师的传统中医绝活,坚持辨证论治的诊治理念,她刻苦学习,大胆实践,勇于创新针灸、刺血、艾熏等新穴位、新方法,为无数失去治疗信心的患者解除了病痛,帮助他们恢复了健康生活,重新焕发生命新活力。

振琴之所以能够妙手回春,有如此精湛的医术,最根本的原因是她具有一个博大无私的"大医"之念和一颗宽阔大度的仁爱之心。中国唐代名医孙思邈在《大医精诚论》中有这样一段铮铮高论:"凡大医治病,必当安神定志,无欲无求,先发大慈恻隐之心,誓愿普救含灵之苦……长幼妍媸,怨亲善友,华夷愚智,普同一等,皆如至亲之想……见彼苦恼,若己有之,深心凄怆……"这就是医者振琴所想所做并一以贯之的行为准则。她始终认为,一名优秀的医生,绝不仅仅只有精湛的医疗技术,还必须具备良好的医德风范。医生行医立世、言语行为,都要真正体现儒家伦理的道德要求。振琴的仁爱之心,表现在对于患者疾患诊断治疗的整个相处过程中。她始终将治疗疾病和心理疏导紧密结合,做到身心关怀合而为一,以争取全面唤醒患者自身的正能量，以求取得良好疗效。有时候，个别患者半夜三更突然打来电话，向振琴倾诉极度绝望的心情，甚至意欲结束生命。每当此时，振琴总是二话不说，第一时间赶到患者身旁，耐心细致地做宽慰、疏导工作，竭力挽救每一个宝贵的生命。她曾将心中的大爱慷慨地撒向艾滋病患儿、敬老院孤老、革命老区的贫困者等各种不幸的人，主动去做志愿者，组织人员捐款捐物，不辞劳苦地送药、送医、上门服务。

革命导师毛泽东曾经说过，一个人做一点好事并不难，难的是一辈子做好事。振琴虽然退休了，但她一刻也闲不住，现在仍源源不断地发挥着自己的光和热，继续尽力为患者解除疾患苦痛。她致力于著书立说、培养学生，将自己多年学习及临床实践的宝贵经验，认真总结出来留给年轻人，毫无保留地传播于众，惠及天下。我认为，一个人积极的生命价值就在于此。做人做事，当如好友振琴，学以致用，服务社会；德才兼备，本领不私；慈怀天下，普惠众生！

最后我还想说，振琴是个富有深情大义的人。她特别重感情，许多患者通过治疗过程的交往，都成了她的好朋友。振琴经常与他们互动，和大家一起交流学习，传授冬病夏治等一些治疗"未病"的膏方等保健知识。我能在这里留点墨迹，也是振琴再三嘱以为序，说是以此作为我们"好友一场"的印记。记得她第二本专著《一位针灸医生的临床手记》的封面照片，就是选用我为她拍摄的工作照，可见她对我们之间这份纯真友情的珍视。这也正是我不揣冒昧信笔写出上述文字的理由。我想，二十年的光阴在人类历史长河中，只是一朵有限的浪花，而它对于我和振琴的友谊来说，那就是无限的永恒，是两个有着共同价值信念的知音之间携手同行的永恒！

安徽科技报社社长　王苏陵

2018 年 1 月 6 日

前　言

　　从医四十载,我医治了许多的疑难杂症,也见证了太多的悲欢离合,这些发生在患者身上的故事,每每在诊室里看到这些被病痛折磨的他们,我深感痛心。看着他们绝望和无助的眼神,我似乎能从中读出那隐忍着的一个个未知的故事,而当那些患者向我打开心扉时,我才知道他们心里面被压抑很久的故事背后,是一颗颗受伤的心灵和艰难的心路历程。

　　我常常在夜深人静的时候,躺在床上,看着皎洁的月光一点点穿过窗棂肆意地洒在被褥上,渐渐地思考这些患者的故事而感慨万分!随着自己医术的提高和生活阅历的累积,我慢慢感觉到,患者的身体疾病和他们的心理历程是密不可分的。因为在我的职业生涯中,我发现许多患者除了肉体上的病痛外,还伴有或多或少的心理疾病。大量的治病经验让我明白:作为医者,要想真正有效地治愈患者的疾病,除了治疗他们肉体的疾患外,还得消除他们心理上的伤痕。在给患者治疗时,我总是将患者当作朋友或亲人,当他们对我产生信任以后,就愿意向我诉说他们的心理压力和精神上的痛苦。针对他们不同的心理症结,我会尽自己所能,采取因人而异的心理疏导方法,再结合疗效奇特的刺血疗法,使临床疗效日趋理想,而这些也正是中医治病救人的独特性和完整性的精髓所在。

　　我常常和学生们说:高明的医者治病时,必须同时治疗心理疾病和生理疾病方可获得最佳疗效。但能做到这一点的医者,首先自己得具备一颗悲悯大爱之心,除此之外,还得是历经过人间种种磨难而大彻大悟的内修者,只有这样的医者方能理解患者,做到以患者的痛苦为痛苦、以患者的喜悦为喜悦,才愿终其医技、究其病因而达祛除顽疾之目的。

　　现在,我将诊室里的这些典型病案以纪实故事的方式写出来,呈现于世,以惠享大众。虽然我没有很好的文笔,但最起码这些故事都是真实的,希望对看到这些故事的人有些许的人生启迪。

　　本书里面的故事都是以患者的自诉为起端,其中也有我的一些医学理念、治病方法、人生观、生活观,还有我的信仰、追求及对生命意义的感悟。这些故事有一定的可读性,其中既有治病情节,又不乏人文思想。既是一份份病例,又是一篇篇人生感悟。故事详细描绘了诸多患者的病痛历程,叙述了他们令人唏嘘的治病经历。

　　读者可以从中明白,大自然在给予我们生命的同时,又不忘强加给人类一些病痛与折磨,病痛是那么的让人无助和无奈,甚至痛不欲生。但此时千万不能病急乱投医,一定要深信,大自然在创造人类的同时也没有忘记赐给人类五谷杂药(中药),外加五种纯物理疗法(针灸、刺血、拔罐、刮痧、穴位埋线),它们完全可以治疗人类在自然状态下所产生的疾病。

作为治病救人的医者,我凭借自己几十年医疗生涯的所见所闻,真正体验到了祖先留给我们的"天地人三者合一"的自然养生规律是如此神奇！可我们这些后辈有谁去认真思考过呢？又有谁能体谅祖先留给我们箴言时的一片苦心呢？我只能在这本书中,非常真诚地和同胞们说一声:为了你的生活质量,亦为了能少受病魔的侵害,请爱惜自己的身体,加强对身体和心理的保养,多给身体一些养护和关爱,它回报你的,将会是幸福、快乐和健康。何乐而不为？

刺血疗法是祖国医学的重要组成部分,也是中医传统疗法中的一颗璀璨明珠。它是我国劳动人民长期同疾病做斗争的临床经验的结晶。千百年来,刺血疗法不仅在中医,也在藏医和蒙医中不断发展,它以自己独特的治病方法为各族人民的健康做出了巨大的贡献。在现代医学普及到世界各地的今天,人们已经开始寻求对人体无害的理想治疗方法,并开始重视中医的独特疗法,刺血疗法就是其中之一。传统的针刺放血疗法(古代称为"刺络""启脉"),是祖国医学中一种独特的针刺外治疗法,广泛流传于民间。因其治疗病症广泛、操作简便、安全可靠、疗效显著等特点已受到越来越多的现代人喜爱。

我在《国医刺血疗法临床手记》一书的写作过程中,得到学生马树田的鼎力相助以及胡新国的大力支持,所以他们的名字也应该放在我的书中,以表感谢！

目　　录

第一章

刺血疗法的概念及作用机制

一、刺血疗法的概念

刺血疗法是在中医基础理论指导下,通过特定的针具对人体浅表静脉、特定腧穴、病灶处或病理反应点进行针刺,并放出适量血液,以祛除邪气,从而达到调和气血、平衡阴阳、恢复正气效果的一种有效的中医传统治疗方法。主要适用于"病在血络"的各类疾病。

二、刺血疗法的作用机制

刺血疗法是针灸临床常用的治疗方法,现已证实刺血疗法对临床上百余种病症有很好的治疗效果。然而,迄今为止,针灸学界对刺血疗法的作用和机制研究仍较为粗略。笔者不揣浅陋,研读古今针灸医籍,结合临床实践,系统探讨了刺血疗法的作用机制,并归纳整理为以下五个方面:

(一)疏经通络　活络止痛

"凡刺之理,经脉为始",疏通经络是针灸治疗疾病的基础,因为人体气血流注、运行是借助经络系统来实现的。如经络不通,则气血不行、机体失养,百病乃生,即"诸病皆因气血壅滞,不得宣通"。刺血则通过对血络的刺激,直接作用于经络系统本身,并通过辨证放出一定量的血液,"通其经脉,调其气血",使经络通畅、气血畅行,以治疗经络不通所致的各种病证。刺血对机体、经络的刺激作用相对较强,同样,其活血通经的作用也较强,所以历代医家均以刺血为通经活络的重要手段。诚如《黄帝内经》所言:"脉结血不和,决之乃行""索其结络者,刺出其血,以见通之""经上实下虚而不通者……视而泻之"。李东垣以刺血"泻其经络之壅者,为血凝而不流,故先去之"。刺血可"去血络之凝"。何若愚《子午流注针经》云"病人脉隆盛,入于脉中而不环周,十二经亦不能拘之……宜砭刺出血",肯定了刺血具有通经活络的特殊功用。也正是由于刺血具有较强疏经通络的作用,使气血运行通利,"通则不痛",从根本上消除了产生疼痛的病理基础,从而起到了活络通络、止痛镇痛的作用。在《黄帝内经》中,就有对头痛、齿痛、心痛、胃痛、腹痛、腰痛、腿痛等诸多痛证均以刺血治之的记载。再如华佗刺血为曹操治头风、四总穴中委中刺血治急性腰痛等治疗痛证的著名医案医方,也均是依据刺血疗法具有通络止痛这一作用来选用的。

(二)活血化瘀　消肿散结

活血化瘀是刺血疗法的又一重要作用。《黄帝内经》云:"夫气盛血聚者,宜石而泻之""豹文刺者……中脉为故,以取经络之血者"。《针灸大成》云:"人之气血凝滞不通,可用刺血法以祛除其凝滞,活血化瘀。"瘀血是血行不畅,滞留于经络或溢于经络外、积滞于组织间的病理产物,刺血则通过泻出一定量的血液,直接调节血液的运行、宣通瘀滞、通利经络,以起到活血化瘀的作用。正如《黄帝内经》所言:"菀陈则除之,去血脉也。"又如《正体类要》云:"患者如有瘀血,止宜砭去。"刺络活血化瘀的另一应用是对跌打外伤所致的瘀血肿胀可直接在患处刺络放出恶血进行治疗。《素问·缪刺论》云:"人有所堕坠,恶血留内……刺足内踝之下、然骨之前血脉出血,刺足跗上动脉。"《薛己医案》云:"患者闪伤,瘀血肿痛……遂砭去瘀血。"当下,对外伤血肿等病症采用刺络拔罐放血法,就是对刺血疗法的活血化瘀作用的具体应用。刺血疗法消肿散结有两方面的应用,其一是治疗痈、疽、疗、疖,其二是用于症瘕积聚。对于外科疡肿,在《黄帝内经》一书中刺血是最主要的治疗方法。《素问·异法方宜论》云:"其病为痈疡,其治以砭石。"便确立了刺血为治疗疡肿的基本治法,因此,《黄帝内经》中有关此类论述甚多,所谓"夫痈之气息者,宜以针开除之""治腐肿者,刺腐上,视痈大小、深浅刺,刺大者多血""已成脓血者,其唯砭石铍锋所取也",等等。也正因为其有较好的治疗作用,后世更屡用不鲜,如刘完素、张从正、何若愚、汪机、薛己、杨继洲、陈实功等众多著名医家均有刺血治痈的记载。延续至今,临床仍用督脉刺血治疗疗疮、耳尖放血治目赤胀痛等。究其机制,这类疾病多因热毒内积所致,刺血则直接在患处切开放血以排邪外出,消肿散结,即"痈疽原是火毒生,经络阻隔气血凝,时毒瘀血壅盛证,砭石治法最宜行"(《医宗金鉴》)。刺血治疗症瘕积聚也是源于《黄帝内经》。《灵枢·四时气》云:"肤胀臌胀……先泻其胀之血络,后调其经,刺去其血络也。"《灵枢·热病》云:"男子如蛊,女子如怚……取涌泉见血。"其机制如叶天士所述:"结为症瘕者,气血交病,病已入络,久必成胀满……宜治血络。"症瘕积聚其本质为气滞血瘀,采用具有较强活血化瘀、通经活络作用的刺血法,使其病理变化减轻或消失,以达到消散症瘕积聚的治疗目的。

（三）醒脑开窍　镇静安神

醒脑开窍是指刺络放血能用于危重急证，如治疗昏厥、不省人事等。对此，古今临床应用都十分广泛，如《针灸大成》云："凡初中风跌倒，卒暴昏沉，痰涎壅滞，不省人事，牙关紧闭，药水不下，急以三棱针，刺手十指十二井穴，当去恶血。又治一切暴死恶候，不省人事及绞肠痧，乃起死回生妙诀。"再如傅青主针刺眉心出血治疗产后血晕，郭志邃刺血急救治疗痧，直至今日针灸临床治疗中风闭证仍是井穴刺血救急，无不表明刺血具有较好的醒脑开窍及急救作用。根据中医理论，大多数昏厥、急证因气血逆乱致经络闭塞，而刺血能够疏通经络，活血和血以启闭泄邪、通关开窍，从而起到醒脑开窍之功。在《黄帝内经》中，刺血还用以治疗癫痫、癔病、精神分裂症等精神不宁疾病。《灵枢·癫狂》云："脉癫疾、暴仆……刺之出血""狂而新发，先取曲泉左右动脉及盛者见血……""狂始生……治之取手太阴、阳明，血变而止"。此类病证多因情志怫郁，气血不和，心神不主，使用刺络放血，通经活络，活血理气，则气血调和、神志安宁。"神有余则笑不休，泻其小络之血，神气乃平"（《素问·调经论》），以达到镇静安神的作用。也正因为如此，刺血仍是目前治疗精神神志疾病的重要手段，并具有较好的疗效。日本学者丹羽靖认为此类病是副交感神经紧张之故，刺血可抑制副交感神经，使之安定。

（四）清热解毒　祛邪安正

由于在刺血过程中，可以使热邪随血外出而泄，因此刺血疗法具有较强的清泻热邪作用。火热壅盛则成热毒，火降热清则毒邪可除，而对于虫、蛇毒伤，局部刺血可使毒素随血而外流排出，故刺血可清热解毒。历代医家对此作用十分重视并应用广泛，如《黄帝内经》所云"大热遍身，狂而妄闻妄言，视足阳明及大络取之"。刘完素云："大烦热，昼夜不息，刺十指间出血。"张从正则更擅用刺血清热解毒，认为"邪热之毒，出血则愈"。直至今日，刺血解毒为针灸家所喜用，目前用八风八邪刺血治虫、蛇毒伤，中冲、少商刺血治疗嗜盐菌中毒，八关大刺治高热不退均收到较好疗效。刺血祛邪安正，以张从正解释最为详尽。张氏认为人体疾病皆因邪气所致，而体内恶血为致病之邪，邪侵则病生，久病则正虚，治疗力主祛邪扶正，倡"邪去正安"之说，行"汗、吐、下"泻邪三法，而将刺血作为发汗祛邪方法之一。"出血与发汗，名虽异而实同""泻血除热，攻邪最捷"，且"出血即泄邪，邪出则正安"。近贤赵玉青观点与之相近，"邪中经络，一时未能从毛孔、二便泄出，故以针刺孔大其出邪之路，而气与血并结，则邪毒去而经络通和矣"。正因如此，刺血可用于邪实、正虚、虚实夹杂等不同病证以祛邪安正，真乃"针砭所以通经脉，均气血，蠲邪扶正，故曰捷法最奇者哉"（《针灸大成》）。

（五）和血养血　调整阴阳

刺血疗法由于刺激量相对较大，并以泻出血液为手段，故医家多以其为泻法，而实际上，刺络血也可治疗虚证，这在《黄帝内经》中多次提及。《灵枢·癫狂》云："短气息短不属，动作气索，补足少阴，去血络也""心病者，虚则胸腹大，胁下与腰相引而痛，取其经，少阴太阳，舌下血者。其变病，刺郄中血者"。现在仍用刺血治小儿疳积、遗尿、消渴、脱肛等多种虚证，而治疗虚证就是基于刺血具有和血养血、调整阴阳的功用。对于刺血调整阴阳，李东垣在以刺血治疗脾胃虚弱病案后阐述："阴病在阳，当从阳引阴，必须先去其络脉经遂之血；若阴中火旺，上腾于天，致六阳反衰而上充者，先去五脏之血络，引而下行，天气降下，则下寒之病自去矣。"刺血调整阴阳还在于气和血，气血平和通畅是阴平阳秘、脏腑调和的前提，"血气不和，百病乃变化而生"。如前述，刺血具有较强的活络之功，经络通畅，气血平和、运行有常，以"内溉脏腑、外濡腠理"，发挥其行气血、营阴阳的功能。刺血和血还可养血，为"活血乃补血之法"，诚如唐容川所言："凡有所瘀，莫不壅塞气道，阻滞生机，而反阻新血之生，故血证总以祛瘀为要。"祛瘀生新，是养血补血的依据之一。再从现代生理学角度分析，刺络少量出血，可刺激骨髓造血功能，促进机体新陈代谢，增强抗病能力，从而有益于身体健康，达到阴平阳秘、阴阳调和，所以说刺血具有和血养血、调整阴阳的作用。

综上所述，刺血疗法具有疏经通络、活络止痛、活血化瘀、消肿散结、醒脑开窍、镇静安神、清热解毒、祛邪安正、和血养血、调整阴阳等作用。由分析可知，这些作用相互影响，相互联系，其中通经活络是基础，是其他作用产生和发展的前提。了解并掌握刺血的作用，对临床合理选用刺血，提高刺血疗法的治疗效果大有裨益。

刺血疗法的机制不仅在古代文献里有大量的论述，而且近代医家也从多个方面做了较为全面的临床研究，证实刺血疗法不仅可以改善机体的血液循环，促进病变细胞的修复及组织再生，阻止炎症过度反应，加速炎症物质的吸收，改善机体微循环，而且可以促进神经细胞功能恢复，有明显的抗过敏及止痒功效。通过刺血可以调控机体温度，有较好的退热作用，尤其是通过放血可明显改善缺血组织的血液供应，具有很好的止痛及治痛效果。刺血疗法还可以刺激机体的免疫应答机制，所以对大多数免疫系统疾病也有较好的治疗效果。

第二章

刺血疗法的禁忌证与注意事项

一、禁忌证

临床应用刺血疗法,有宜有忌。因此,必须根据患者的病情、体质以及刺血部位和某些特殊情况,灵活掌握,以防发生意外。刺血禁忌有以下几种:

1. 在临近重要内脏部位,切忌深刺。《素问·刺禁论》指出"脏有要害,不可不察""逆之有咎"。该篇列举了脏腑及脑、脊髓被刺伤后所产生的严重后果,其认识与今之临床观察基本一致,应予以足够重视。

2. 动脉血管和较大的静脉血管,禁用刺血。直接刺破浅表小血管放血,是刺血的基本方法。对动脉血管和较大的静脉血管,包括较重的曲张静脉,应禁止刺血。刺大血管附近的穴位,亦须谨慎操作,防止误伤血管。近有两则报道,以三棱针治疗急性乳腺炎误伤肋间动脉而引起大出血,经外科手术切开结扎后才止血。

3. 虚证,尤其是血虚或阴液亏损患者,禁用刺血。《灵枢·血络论》中指出:"脉气盛而血虚者,刺之则脱气,脱气则仆。"因此,血虚(包括较重的贫血、低血压经常有自发性出血或损伤后出血不止的患者)应禁用刺血,以免犯虚虚之戒。血与汗同源,为津液所化生,故对阴液素亏或汗下太过者,亦禁用刺血。若确须施用此法,应视病邪与正气盛衰而定,不宜多出血。

4. 孕妇及有习惯性流产史者,禁用刺血。

5. 患者有暂时性劳累、饥饱、情绪失常、气血不足等情况时,应避免刺血。

二、注意事项

应用刺血疗法前应充分考虑患者体质的强弱、气血的盛衰以及疾病的虚实属性、轻重缓急等情况,还须注意以下几点:

1. 详察形神。《灵枢·终始》中指出:"凡刺之法,必察其形气。"临床刺血前,必须根据患者的体质状态、气质特点及神气盛衰等情况,确定相应的治疗法则;根据人体的高矮、胖瘦、强弱来决定刺血的深浅手法及出血量的多少;根据神气有余、不足,来确定刺血的适应范围和方法。

2.辨明虚实。《素问·通评虚实论》中说:"邪气盛者实,精气夺者虚。"虚与实,概括了邪正关系。由于刺血的作用主要是通过决"血实"、除"菀陈"以达到治疗疾病的目的。因此,尤其用于实证、热证。

3.知其标本。刺血疗法常作为重要的治标方法被用于临床。它强调治病之法,宜先刺血以缓解患者痛苦,再根据疾病的虚实属性,取舍补泻。现代中医疗法对各种原因所致的高热、昏迷、惊厥等危证,均先以刺血泄热开窍以治其标,然后再针对发病原因而治本。

4.定其血气。《灵枢·官能》中指出:"用针之理,必须知形气之所在,左右上下,阴阳在里,血气多少。"因此,必须根据十二经气血的多少及运行情况,来决定是否刺血及刺血出血量的多少。临床上取商阳穴刺血治疗昏迷、齿痛、咽喉肿痛;取攒竹穴刺血治疗头痛、目赤肿痛;取委中穴刺血治疗腰痛、吐泻;以曲泽穴刺血治疗心痛、烦热、呕吐等,这些都是以经脉气血多少为依据的。

5.顺应时令。《素问·诊要经终论》曰:"春夏秋冬,各有所刺。"又说:"春刺散俞及与分理……夏刺络俞,见血而止。"指出了人与天地相应,与四时相序,故刺血疗疾也因时令而异。古人多根据四时五行衰旺与脏腑相配的机制,再视患者发病经络的经气旺与不旺来决定如何刺血。如足太阳脉令人腰痛,应取太阳经委中穴放血治疗,但春日不可刺出血,四足太阳经为寒水之脏,春日木旺水衰,太阳经气方盛,故不能刺出血;足阳明脉令人腰痛,应取阳明经足三里穴放血治疗,但秋日不可刺出血;因阳明属土,土旺长夏,而秋日金旺木衰,故不可刺血以泻之,余可类推。

第三章

刺血疗法的适应证

刺血疗法的治疗范围非常广泛,适应证包括内科、外科、妇科、儿科、五官科、神经内科、泌尿系统、生殖系统、皮肤科等相关疾病以及一些诊断不明确的疑难杂症。它不仅能够治疗慢性疾病,也可以治疗急症;不仅可以治疗实证,也能够对某些虚证有很好的疗效。刺血疗法最显著的特点就是对很多疑难杂症有奇效。所以,我们的祖先早就提出:"锋针者,刃三隅,以发痼疾!"笔者在近40年的临床实践中,通过大量的刺血病案发现,刺血不仅可以治疗各类疾病,而且对肿瘤有一定的治疗效果,可以延缓疾病的发展,减轻症状,延长患者生命。

许多临床医者在各大医学期刊上,发表了诸多有关刺血治病方面的论文,总结起来,刺血所治病种有300余种,对以下疾病均有疗效:

1. 呼吸系统:上呼吸道感染、急性及慢性支气管炎、支气管扩张、咳嗽、哮喘、肺水肿、肺炎、胸膜炎、咽炎、扁桃体炎、喉炎、失音、嘶哑。

2. 消化系统:急性及慢性胃炎、神经性胃痛、消化不良症、胃酸过多症、急性及慢性肠炎、腹泻、腹胀、胃溃疡、胃肠功能紊乱、胃肠痉挛、神经性厌食症、脂肪肝、胆囊炎。

3. 循环系统:高血压病、心律失常、心脏供血不足、期前收缩、心绞痛、心肌炎、心功能不全、冠心病、肺源性心脏病。

4. 运动系统:颈椎关节痛、肩关节及肩胛痛、肘关节痛、背痛、腰椎痛、髋椎痛、髋痛、膝痛、踝部痛、足跟痛、落枕、脊上韧带损伤、各种软组织损伤、半月板损伤、骨折后遗症、骨髓炎。

5. 神经系统:神经性头痛、枕神经痛、肋间神经痛、坐骨神经痛、由风湿劳损引起的四肢神经麻痹症、颈肌痉挛、腓肠肌痉挛、面神经痉挛、膈肌痉挛、中风偏瘫、面神经麻痹、眼肌麻痹。

6. 内分泌系统:甲状腺结节、甲状腺炎、更年期综合征、甲状腺功能亢进。

7. 皮肤科:皮肤湿疹、皮肤感染性红肿、甲沟炎、毛囊炎、带状疱疹、青春痘、丹毒、斑秃、静脉曲张、痈疮疔疽、腱鞘囊肿、术后伤口不愈合、肛周湿疹、牛皮癣、肛周脓肿。

8.儿科:小儿咳嗽、哮喘、发热、脑膜炎、营养不良、疳积、癫痫。

9.妇科:痛经、闭经、附件炎、盆腔炎、宫寒性不孕症、月经不调、带下、产后抑郁。

10.泌尿科:男性前列腺炎、膀胱炎、泌尿系统感染、尿潴留、遗尿、血尿、睾丸炎、肾盂肾炎。

11.化学、物理因素致病:中暑、冻伤、一氧化碳中毒、食物和药物中毒后遗症。

12.代谢性疾病:低血钾、糖尿病、痛风及高尿酸血症。

13.免疫性疾病:荨麻疹、过敏性鼻炎、药物性皮疹。

14.结缔组织病:风湿性关节炎、类风湿关节炎、皮肌炎、硬皮病、干燥综合征。

15.造血系统疾病:缺铁性贫血、过敏性紫癜、单纯性紫癜、脾功能亢进。

16.周围血管病:血栓闭塞性脉管炎、闭塞性动脉硬化、红斑性肢体疼痛症、静脉血栓形成、椎-基底动脉供血不足。

第四章

刺 血 疗 法

一、刺血工具

刺血工具多选用三棱针。但随着人们卫生意识的提高,为了防止各种病毒、微生物的入侵,我们现在选用的刺血工具是一次性注射针头,无须消毒,完全做到一人一针,使用完毕即弃之,杜绝交叉感染。

1. 12 号大小的一次性注射针头。

2. 大、中、小号火罐若干。

3. 95％酒精,拔火罐用。

4. 持针钳,碘附消毒棉球。

5. 抽纸一包,用于擦拭污血。

6. 制痂酊一瓶(安徽医科大学第一附属医院自制中药),刺血完毕,消毒伤口,使伤口快速结痂,涂后无须再涂抹碘酒(碘酒着色,易使伤口留下淡褐色痕印)。

二、刺血前的问诊和要求

1. 刺血前要仔细询问患者有无出血性疾病史,有无血小板减少症史,有无晕血症史,有无贫血史,有这些病史的患者刺血时一定要控制出血量或停止刺血。

2. 刺血前要求患者自带橘子汁或糖水(糖尿病患者除外),供刺血后服用,预防某些特异性体质恐血的患者在刺血后出现一过性低血糖休克。

3. 刺血者,除了下肢静脉疾病患者取直立或坐位,一般都选俯卧、仰卧、侧卧位来进行刺血,以防患者晕针。

4. 对于饥饿、疲劳、精神紧张、恐针的患者,宜让患者先进食、休息,消除思想顾虑,待患者情绪稳定后再施针。

三、选取穴位和拔罐要领

（一）临床刺血的选穴

1. 根据不同的脏腑病症，选择所需穴位。如心绞痛一症，就可以选择心俞、膻中和尺泽等穴治之。

2. 根据气血瘀滞的不同部位，选择局部的经络腧穴。如颈背肌僵硬，可以选择大椎、风池、肩井等穴治之。

3. 根据疾病疼痛点，选择阿是穴。阿是穴是"以痛为俞"，多用于局部的软组织疼痛，哪里疼痛就以哪里为刺血点。

（二）刺血后的拔罐要领

拔罐是刺血中不可轻视的步骤，也是必不可少的过程。它在刺血过程中起到引血外流和压迫止血的双重作用。针刺出血后，一定要拔罐。刺血后拔罐，既可以增强通经活络的功效，又可以拔出针孔附近的瘀血，减轻刺血后针孔周围组织的疼痛感。

1. 多选用玻璃火罐，其材质透明可随时观察罐内的出血量。

2. 如果在家里拔罐，没有火罐，也可以用消毒后的透明的玻璃瓶等代替。

3. 拔罐多用闪火法：将点燃的酒精棉球在罐内快速闪一下，立即抽出，再将罐快速扣在针孔出血的位置上，每个出血针孔一般都会反复拔罐3次。

4. 拔罐时间一般控制在3～5 min，可根据出血量的多少来决定火罐的留置时间，出血量多则留罐时间短，出血量少则留罐时间稍长，起罐后若针孔还有血渗出，可再拔罐1次，起到压迫止血的作用。

5. 拔罐后局部的软组织微红隆起，或呈紫暗瘀痕，为罐内负压吸力所致，多在几小时后自动消退，不用紧张。

（三）刺血方法

1. 取碘附消毒棉球给选定的穴位消毒。

2. 右手持针：右手拇指、食指挟持针柄，中指在下托住针体，控制进针的深度和方向。针尖对准穴位，快速直刺皮下穴位；或对准静脉壁以35°角进针，到达血管壁内出针，让血液顺势流出即可。

3. 如遇患者为婴幼儿，刺四缝穴时，仅需针头的针尖部位刺进穴位即可，不能太深。

4. 遇到穴位附近有动脉搏动，一定要避开。

5. 刺血间隔时间:一般出血量在 100 mL 左右者,可过半个月或 20 d 进行第二次刺血;治疗小儿疳积可以 1 周刺血 1 次,多数患者刺血 3～5 次即可痊愈。

6. 刺血的出血量一般控制在 150 mL 左右,不能超过 200 mL。

(四)刺血后的注意事项

1. 刺血结束,要求患者口服橘子汁(橘子汁里钾含量较高,可以缓解少数患者刺血后的无力感)或糖水。

2. 体虚的患者刺血后,会有 3 d 的乏力感,这属于正常反应,3 d 后大多恢复正常。

3. 对于刺血 3 次以上的患者,一定要辅助服用一些具有滋阴补血、调和阴阳气血作用的膏方,既可增强治病的效果,又可补虚扶正。

四、刺血方法的种类

临床上所采用的刺血方法多选用点刺法、散刺法、挑刺法和直刺法 4 种。

1. 点刺法。用针迅速刺入体表,随即将针退出的方法。多用于指、趾末端穴位。针刺前,先将三棱针和针刺部位严格消毒,并在针刺部位上左右推按,使局部充血。然后右手持针,拇、食二指挟持针柄,中指紧贴针体下端,裸露针尖,对准所刺部位迅速刺入 1～2 分深度,随即将针迅速退出,令其自然出血,或轻轻挤压针孔周围以利于出血,最后用消毒棉球按压针孔。

2. 散刺法。在病灶周围进行多点点刺的方法。根据病变部位大小,可刺10～20 针,由病变部位的外缘环形向中心点刺。针刺深度根据局部肌肉厚薄、血管深浅而定。本法还可与拔罐疗法配合,一般在本法应用后,再局部拔罐,以加大出血量。

3. 挑刺法。即先用三棱针刺入治疗部位的皮肤,再将其筋膜纤维挑断的方法。针挑前先用左手按压施术部位两侧,使其皮肤固定,右手持针,将腧穴或反应点的表皮挑破,深入皮肉,将针身倾斜并轻轻地提高,挑断部分纤维组织,然后局部消毒,覆盖敷料。

4. 直刺法。针尖以直刺的方法快速刺入体表穴位的方法。多用于肌肉比较丰厚的穴位。

第五章

刺血疗法的常用穴位及主治范围

一、头面颈部选穴

(一)百会穴

位置:在头顶正中线与两耳尖连线的交会处。首见于《针灸甲乙经》,归属督脉,别名"三阳五会"。《采艾编》中云:"三阳五会,五之为言百也",意为百脉于此交会。经属:为督脉,手足三阳、督脉之会。百脉之会,百病所主,故百会穴的治症颇多,为临床常用穴之一。

主治:头痛、眩晕、休克、高血压病、脱肛、惊悸、健忘、中风不语、癫狂、痫证、癔病、耳鸣、鼻塞、痔疾、泄泻等。

(二)四神聪穴

位置:原名"神聪",位于头顶部,百会穴前后左右各开 1 寸处,共由 4 个穴位组成,又名"四神聪"。

主治:头痛、眩晕、失眠、健忘、癫痫、精神病、脑血管病后遗症、大脑发育不全等。

(三)印堂穴

位置:经外奇穴之一,位于人体面部,两眉头连线的中点。

主治:中医认可的主要功用是清头明目、通鼻开窍。主治头痛、头晕、目赤肿痛、三叉神经痛、失眠、高血压病、鼻塞、流鼻涕、鼻炎、目眩、眼部疾病等。

(四)哑门穴

位置:位于项部,当后发际正中直上 0.5 寸,第 1 颈椎下。哑门穴位于颈后区,第 2 颈椎棘突上际凹陷处的后正中线上。正坐,头稍前倾取穴。

主治:口舌、头项、神志疾患等,如音哑、重舌、言语涩滞、舌缓不语、咽喉肿痛、头风头痛、颈项强急、项后痛、脊强反折、精神分裂症、中风、脑性瘫痪、大脑发育不全等。

（五）迎香穴

位置:眼睛正视,眼珠中心点直下,在鼻孔两旁约五分(拇指二分之一宽)的笑纹中取穴。

主治:鼻塞、鼻息肉、过敏性鼻炎、鼻窦炎、鼻出血等鼻部疾病,以及面神经麻痹等症。

（六）听宫穴

位置:属于手太阳小肠经,位于人体面部、耳屏前,下颌骨髁状突的后方,张口时呈凹陷处。

主治:耳鸣、耳聋、中耳炎、外耳道炎、聋哑、癫狂、齿痛、目眩头昏等。

（七）素髎穴

位置:属于督脉,位于人体面部,当鼻尖的正中央。

主治:鼻塞、鼻出血、鼻渊、鼻息肉、惊厥、昏迷、新生儿窒息等,按摩素髎穴有除湿降浊的功效。

（八）人迎穴

位置:属于足阳明胃经,位于颈部,喉结旁开 1.5 寸,胸锁乳突肌的前缘,颈总动脉搏动处。

主治:咽喉肿痛、咯血、喘息、瘰疬、瘿气、高血压病、急慢性扁桃体炎、甲状腺结节。

（九）风池穴

位置:位于项部,当枕骨之下,与风府相平,胸锁乳突肌与斜方肌上端之间的凹陷处。

主治:头痛、眩晕、颈项强痛、目赤肿痛、目泪出、鼻渊、鼻出血、耳聋、气闭、中风、口眼歪斜、疟疾、热病、感冒、瘿气。

（十）鼻通穴

位置:位于面部,当鼻翼软骨与鼻甲的交界处,近鼻唇沟上端处。

主治:头痛、鼻塞、鼻息肉、暴发火眼、迎风流泪。

二、颈胸背腰部选穴

(一)大椎穴

位置:位于后正中线上,第7颈椎棘突下凹陷中。
主治:热病、疟疾、咳嗽、喘逆、骨蒸潮热、项强、肩背痛、腰脊强痛、角弓反张、小儿惊风、癫狂、痫证、五劳虚损、七伤乏力、中暑、霍乱、呕吐、黄疸、风疹。

(二)肩井穴

位置:位于肩上,前直乳中,当大椎与肩峰端连线的中点上。
主治:肩背痹痛、手臂不举、颈项强痛、乳痈、中风、瘰疬、难产、诸虚百损。

(三)肺俞穴

位置:位于背部,当第3胸椎棘突下,旁开1.5寸。
主治:咳嗽、气喘、咯血等肺部疾患,盗汗、骨蒸潮热等阴虚病证。

(四)心俞穴

位置:位于背部,当第5胸椎棘突下,旁开1.5寸。
主治:心悸、失眠、健忘。现代常用于治疗冠心病、心绞痛、肋间神经痛、精神分裂症、癔病等。

(五)肝俞穴

位置:位于背部,当第9胸椎棘突下,旁开1.5寸。
主治:黄疸、胁痛、吐血、目赤、目眩、雀目、癫狂、痫证、脊背痛。

(六)脾俞穴

位置:位于背部,当第11胸椎棘突下,旁开1.5寸。
主治:腹胀、黄疸、呕吐、泄泻、痢疾、便血、水肿、背痛。

(七)肾俞穴

位置:位于腰部,当第2腰椎棘突下,旁开1.5寸。
主治:遗尿、遗精、阳痿、月经不调、白带、水肿、耳鸣、耳聋、腰痛。

（八）八髎穴

位置：经穴上髎、次髎、中髎、下髎之合称。位于骶骨上的四对骶后孔，左右共八穴，故名。

主治：疝气、月经不调、痛经、带下、小便不利、遗精、腰痛、下肢痿痹。

（九）膻中穴

位置：位于胸部，当前正中线上，平第 4 肋间，两乳头连线的中点。

主治：咳嗽、气喘、咯吐脓血、胸痹心痛、心悸、心烦、产妇少乳、噎嗝、鼓胀。

（十）中极穴

位置：位于下腹部，当前正中线上，脐中下 4 寸。

主治：女性月经不调、痛经、带下、崩漏等妇科疾病，男性阳痿、尿频、尿急、尿痛、疝气等。

（十一）会阴穴

位置：位于会阴部，男性当阴囊根部与肛门连线的中点，女性当大阴唇后联合与肛门连线的中点。

主治：小便不利、遗尿、遗精、阳痿、月经不调、阴痛、阴痒、痔疾、脱肛、溺水、窒息、产后昏迷、癫狂。

三、四肢选穴

（一）曲池穴

位置：屈肘，当尺泽穴与肱骨外上髁连线中点。

主治：肩肘关节疼痛、上肢瘫痪、高血压病、荨麻疹、流行性感冒、扁桃体炎、甲状腺肿、急性胃肠炎等。

（二）尺泽穴

位置：屈肘仰掌，在肘窝横纹中央，大筋（肱二头肌腱）外侧凹陷中。

主治：胸胁胀满、咳嗽、哮喘、咯血、鼻出血、咽喉肿痛、腹痛、吐泻、小儿惊风、上肢瘫痪、肘臂挛痛等。

（三）十宣穴

位置：位于手十指尖端，距指甲游离缘 0.1 寸，左右共 10 个穴位。

主治：热病、癫痫、小儿惊风、失眠、昏迷、休克、中暑、癔病、惊厥、急性咽喉炎、急性胃肠炎、高血压病、手指麻木。

（四）少商穴

位置：拇指桡侧指甲角旁 0.1 寸。

主治：咽喉肿痛、鼻出血、高热、昏迷、癫狂。

（五）委中穴

位置：位于腘横纹中点，股二头肌腱与半腱肌肌腱中间，即膝盖里侧中央。

主治：腰背痛、下肢痿痹等腰及下肢病证、腹痛、急性吐泻、小便不利、遗尿、丹毒。

（六）阳陵泉穴

位置：位于小腿外侧，当腓骨头前下方凹陷处。

主治：半身不遂、下肢痿痹、膝膑肿痛、脚气、胁肋痛、口苦、呕吐、小儿惊风、坐骨神经痛、肝炎、胆囊炎、胆管蛔虫病、膝关节炎、小儿舞蹈病等。

（七）血海穴

位置：位于大腿内侧，髌底内侧端上 2 寸，当股四头肌内侧头的隆起处，屈膝取穴。患者坐在椅子上，将腿绷直，在膝盖内侧会出现一个凹陷的地方，在凹陷的上方有一块隆起的肌肉的顶端就是血海穴。

主治：妇科疾病、月经不调、荨麻疹、膝关节疼痛、阴囊湿疹、股癣。

（八）三阴交穴

位置：位于内踝尖直上 3 寸，胫骨后缘。

主治：脾胃虚弱、消化不良、腹胀肠鸣、腹泻、月经不调、带下、闭经、遗精、阳痿、阴茎肿痛、水肿、小便不利、遗尿、膝脚痹痛、脚气、失眠、湿疹、荨麻疹、神经性皮炎、高血压病。

（九）太冲穴

位置：取正坐或仰卧位，位于足背侧，在第一、二足趾跖骨连接部位的凹陷处；或用手指沿着足部母趾、次趾之间的夹缝向上移压，能感觉到动脉应手的位置即是太冲穴。

主治：头痛、眩晕、失眠、抑郁、精神分裂症、小儿惊风、高血压病、遗尿、尿路感染、月经不调、崩漏、痛经、乳腺炎、疝气、耳鸣、耳聋、腹胀、黄疸、呃逆、下肢麻痹等。

（十）八邪穴

位置：位于手指背侧，微握拳，第 1 指至第 5 指间，指蹼缘后方赤白肉际处，左右共 8 个穴位。患者握拳取穴。

主治：烦热、目痛、头痛、项强、咽痛、牙痛、手指麻木、毒蛇咬伤、手臂红肿等。

第六章

刺血疗法的临床医案

一、内科

（一）发热

各种原因导致体温升高，超过正常范围即称为"发热"。中医学认为，凡六淫邪毒、疫疠之气入侵肌腠，正邪相争，或内伤七情、饮食劳倦而致人体脏腑功能紊乱、阴阳失调，表现以发热为主要症状，体温升高在 39℃ 以上，称为"高热"。临床可分为外感高热与内伤高热，其中以外感高热为多见。

病案：不明原因的发热

肖某，女，8 岁。2015 年 4 月就诊。父母代诉：自 4 岁起就不明原因地隔三岔五发热，父母带着她四处就医。省级医院轮番出入，化验报告全套，但就是找不到发热原因。情急之下，家人只能带其往返上海、北京、天津等各大医院，遍寻诸多中西医专家，中西药服了很多，发热依然反复。

后经朋友介绍前来接受刺血疗法。诊治时女孩面黄肌瘦、毛发稀疏、神疲目呆、肚大筋露、纳呆、手足心热，舌质红、无苔，脉细数。父母告知：以前每半个月发热 1 次。今年起，发热基本上 1 周 1 次，孩子痛苦极了，不能上学，日渐消瘦。察之双手大鱼际，食指根部，有鱼子状颗粒，推之滚动。诊为：疳积（严重的营养不良）导致的发热。

首次治疗：取四缝、少商穴。四缝穴挤出黄白色黏液数滴，双少商穴各挤出 30 滴血。辅助背部膀胱经大刮痧。1 周后复诊时告知，食欲大增，发热时体温降至 38℃（原来在 38.5℃ 以上）。

二次治疗：选大椎、足三里穴。并嘱其每日艾灸大椎穴 0.5 h，以扶正祛邪。

半个月后 3 诊：女孩面色渐红润，食欲很好，体温一直保持在 37～37.5℃。继续刺四缝穴，配以尺泽穴。

1个月后4诊：其父母开心地告知，女孩体温已经恢复正常，未出现发热，已经可以去学校读书了。嘱其父母定期来刮痧保健，以巩固疗效。半年后随访，一切正常。

中医辨证分型

1. 外感发热：发病急、病程短，体温在 39℃ 以上，初起伴有恶风、恶寒等外感症候。

2. 风热表证：高热、恶寒，咽干，头痛咳嗽，舌红、苔黄，脉浮数。

3. 肺热证：伴有咳嗽、痰黄而稠、咽干口渴等症。

4. 热在气分：高热汗出，烦渴引饮，舌红，脉洪数。

5. 热入营血：高热夜甚，斑疹隐隐，舌绛心烦，甚至出现神昏、谵语、抽搐。

治疗

1. 主穴：大椎。

2. 配穴：肺俞、风池（邪在肺卫——解表清热）；曲池、合谷（邪热盛实——清热宣肺）；十宣、足三里（热入营分——泄热开窍）。

3. 刺法：大椎穴采用围刺法，尽量使其出血量多一些，在 20 mL 左右，退热效果显著。十宣穴采用点刺法，每个穴位挤出 6 滴血即可。

笔者按

祖国医学认为：疳和积本来是不尽相同的疾病，"疳"古人分有"五疳"，即脾疳、肺疳、肝疳、心疳、肾疳，其症状有发热、口渴、唇干、食欲变异、消化不良、肌肉消瘦、四肢羸弱，甚则脱发、面色青黄、肚大坚硬、青筋暴露、情绪不安、烦躁、目睛无神。积者乃积滞之简称，临床常以乳积和食积合为疳积。此证乃病久体虚，严重营养不良，导致机体阴阳气血失调，阴虚火旺而虚热上炎，所现发热为功能性发热，所以找不到任何致病原因。

临床治疗以滋阴而泄血热、健脾胃而清肺热为主。选大椎穴艾灸扶正祛邪，膀胱经刮痧通经活络，四缝、足三里穴健脾胃，清中焦血热。诸穴合用，妙消热症。

（二）咳嗽

咳嗽是内科常见的病证之一，发病率甚高。咳嗽是指外感或内伤等因素导致肺失宣肃，肺气上逆，冲击气管，发出以咳嗽或伴咯痰为临床特征的一种病证。历代将有声无痰称为"咳"，有痰无声称为"嗽"，有痰有声谓之"咳嗽"。临床上多为痰声并见，很难截然分开，故以咳嗽并称。

病案：久咳不愈的宝宝

黄某，5 岁，男。3 个月前出现感冒、发热、流鼻涕、出汗、食欲不振、咳嗽不止等症状，后住院治疗。经西医输液、抗生素、抗过敏等药物治疗 10d 后，感冒治愈，但仍然咳嗽，夜里咳甚。听诊：肺部无哮鸣音，体温正常。随即改为服中药半个月,依然不见好转。就这样断断续续地中西医交替治疗近 3 个月,咳嗽仍旧缠绵不愈。全家人很着急,因为这个男孩是三代单传,全家 6 个大人(外婆、外公、爷爷、奶奶、爸爸、妈妈)外加一个保姆,天天围着他转。家中用水温度一定要控制在40℃,水果都是开水烫过方可进食,背后永远放个干毛巾(擦汗),即便如此,孩子还是经常感冒。为了治愈他的咳嗽,全家人想尽办法,发动各路亲戚,服用各大医院专家验方、名方,可咳嗽就是不能痊愈。

偶然的一个机会,孩子的爷爷遇见了以前的老朋友,问起他的孙子,老人苦不堪言。朋友告知他,自己的小孙女也是长期咳嗽,多种方法治疗无效,最后采用刺血疗法治愈的。第二天一家人闹哄哄地来到诊室,你一言他一语,争着讲述孩子的病情。我仔细查看了孩子的各种化验单,均是(一)。观之:孩子面色苍白,消瘦,纳呆,咳嗽声断断续续,痰黏稠,脉细,苔白腻。辨证:寒湿困脾、脾湿肺虚而致久咳不愈。

治疗:健脾祛湿,宣肺化痰。①取肺俞、四缝、足三里穴;②辅助督脉、膀胱经、手太阴肺经刮痧;③陈皮 10 g 煮水服用,1 日 3 次。

1 周后复诊:父母告知,孩子咳嗽次数明显减少,食欲大增,只是夜里咳嗽多一些。

二次治疗:取大椎、四缝穴刺之。前后共治 4 次,1 周 1 次,孩子的咳嗽完全治愈。

中医辨证分型

中医通常将咳嗽分为外感咳嗽(风寒袭肺、风热犯肺、风燥伤肺)和内伤咳嗽(痰热郁肺、痰湿蕴肺、肝火犯肺、肺阴亏耗),共 7 个证型。

1. 风寒袭肺。咳嗽,痰稀薄白,咽痒,常伴鼻塞、流清涕、喷嚏、恶寒头痛、肢节酸痛,舌苔薄白,脉浮紧等。治宜疏风散寒、宣肺止咳。

2. 风热犯肺。咳嗽,咳声粗亢,痰稠色黄,咯痰不爽,伴有发热恶风、头痛汗出、咽干口渴、鼻流黄涕,舌红苔薄黄,脉浮数等。

3. 风燥伤肺。秋冬气候干燥伤肺,主要表现为干咳无痰,或痰黏稠难咯出,痰中带血丝,鼻燥咽干,身热口渴,舌尖红,苔薄黄而干,脉细数等。治宜清热润燥、生津止咳。

4. 痰热郁肺。咳而气喘,痰多色黄、黏稠、不易咯出,口鼻气热,口苦咽干,咽痛喉肿,胸痛胸闷,舌苔黄,脉弦数等。

5. 痰湿蕴肺。咳嗽多痰,痰白而黏,痰出咳止,伴有胸脘胀闷、神疲乏力,身重困倦、饮食减少、恶心呕吐、大便时溏,舌苔白腻,脉濡滑等。治宜健脾燥湿,化痰止咳。

6. 肝火犯肺。咳时面赤,咽干口苦,痰滞咽喉,咳吐不出,量少质黏或如絮条,胸胁胀痛,咳时引痛,症状随情绪波动,舌红,苔薄黄少津,脉弦数。治宜清肺泻

国医刺血疗法临床手记

肝,顺气降火。

7.肺阴亏耗。久咳不止,干咳少痰或痰中带血,伴有形体消瘦、口燥咽干、声音嘶哑、潮热盗汗、胸部隐痛,舌质红少苔,脉细数等。治宜养阴润肺,化痰止咳。

治疗

1.主穴:四缝。

2.配穴:风池、四缝(风寒袭肺);肺俞、四缝(风热犯肺);三阴交、四缝(风燥伤肺);丰隆、肺俞、四缝(痰湿郁肺);太冲、大椎、四缝(肝火犯肺);肺俞、太溪、四缝(肺阴亏耗)。

3.刺法:四缝穴点刺后,挤出黄白色黏液,余穴点刺出血量控制在 1 mL 左右,1 周 1 次,5 次为 1 个疗程。辅助膀胱经刮痧,1 周 1 次。

笔者按

该病治疗选用大椎穴,意在扶正祛邪(大椎穴有治疗五劳七伤之功),取四缝、足三里意在健脾祛湿,取肺俞意在宣肺理气,服用陈皮水有健脾、化痰、理气之功。

咳嗽一症,预防是重点。平时要注意提高机体卫外功能,增强皮毛腠理御寒抗病能力,若患感冒应及时诊治。对于咳嗽的预防,首先应注意气候变化,防寒保暖,不宜过食肥甘、辛辣及过咸的食物,嗜酒、吸烟等不良习惯尤当戒除,避免刺激性气体伤肺,适当参加体育锻炼,以增强体质,提高抗病能力。平素易感冒者,配合做防感冒保健操,按摩面部迎香穴,夜间艾熏足三里穴等均可起到预防效果。

（三）头痛

头痛,是临床常见病之一。中医认为"头为诸阳之会",外感内伤均能引起头痛。但神经科所见头痛多属内伤,由肝郁肾亏、脾虚生痰、气血不足、气滞血瘀引起。中医认为风寒头痛、风热头痛、风湿头痛均由外感所致。

病案:越治越痛的偏头痛

她一进门就大吐苦水:"医生呀,我的偏头痛可是快要了我的命呀!我已经看过很多医院了,大到北京、上海,小到农村(偏方)!现在的医生怎么啦,为何连一个小小的偏头痛也治不好,只知道给我吃止痛片、活血片,除了吃药还是吃药。可吃来吃去,就是治不好我的偏头痛呀!"

我翻开病历看了一下,她叫雅玲,右侧偏头痛有 3 年了,病历上有的医生诊为"血管性偏头痛",有的诊为"神经性偏头痛"。医生们都给她开了止痛药及各种维生素等神经营养药,有的医生也开了一些活血化瘀和滋补气血的中药。"吃了这些止痛药,头痛稍有减轻,但药效一过,疼痛会比之前更加厉害了。"她指着右侧的额头说,"一直都是这里痛,前两年只是隐隐的痛,后来就感到针刺样疼痛,再后来疼痛越发厉害了,就像血管要爆开一样的胀裂样疼痛。医生呀,你不知道,现在我的头痛更频繁了,经期会头痛,肚子饿了会头痛,就连和朋友们在一起聚餐喝一点红酒都会引起头痛。偏头痛频繁发作,简直让我崩溃了。它已经严重影响了我的生活和工作,最让我受不了的是,整宿整宿地睡不好觉,3片安眠药也只能让我睡三四个小时,睡眠严重不足,白天我就没有精神,工作大受影响,性格也变得抑郁了,常常会无缘无故大发脾气。别人都说我提前进入更年期了,可我才28岁呀!"

看着她喋喋不休地说了半天,好不容易等她停下来了,我告诉她:"不要着急,我来给你检查一下。"我摸了一下她的脖颈,整个颈肌呈僵硬状,按压风池、大椎、肩井、天宗穴均结节样压痛。"平常有没有头晕、视物模糊、耳鸣或恶心想吐却吐不出来的症状?"我问道。"有呀有呀! 我的右眼视力明显没有左眼好,偏头痛一发作我就会有眩晕、恶心,但不会吐。医生你真神了,别的医生没有问我这些问题呀!""你经常玩电脑吗?""是的呀! 我是会计,电脑是必不可少的呀!"于是我让她去做了颈椎正、侧、斜、张口位的X线摄片检查,又给她开了一张脑CT的检查单。

2h后,她把检查的报告单交给我。颈椎正侧位片示:颈椎生理弧度变直,部分钩椎关节增生。右侧斜位片示:右侧3、4、5椎间孔变小、狭窄。脑彩超示:右侧椎-基底血管供血不足,右侧大脑血管部分痉挛。看着这些报告单,我笑了,对她说:"你偏头痛的原因找到了,是颈椎生理曲度改变、骨质增生,颈部肌群僵紧压迫了右侧的颈部动脉,导致右侧大脑供血不足,大脑一旦供血不足,就会导致侧支血管扩张,从而引发头痛。""大脑没有血了吗? 这么严重,能治好吗?""不是大脑没有血了,是部分血管供血不足,反射性地引起侧支血管扩张引发的头痛。病因找到了,就容易治疗了。"听她说了那么多啼笑皆非的话,我也能理解,毕竟她只是患者,没有多少医学常识呀!

接下来我给她制订了系统的治疗方案:疏通颈背部诸条经络;选用大椎、风池、肩井、太阳、晕听区、曲泽穴,每次选两组穴位刺血,半个月刺血1次;针刺:颈项15针,百会、四神聪、曲池、手三里穴,隔日1次,7次为1个疗程。1个疗程结束,患者的偏头痛症状大减,不再恶心。患者诉:"经一次刺血后,自感眼睛瞬间发亮,头部的血管仿佛突然畅通了!"按上述方法继续治疗1个疗程,患者不适症状消失。为巩固疗效,嘱患者服用一剂我为她量身开出的滋阴补血、理气健脾膏方。半年后随访,偏头痛未再发作。

中医经络分型

1.太阳经头痛:痛连项背,或有发热、恶风寒者,舌苔薄,脉浮者。治宜发散解表。

2.少阳经头痛:头痛发于两侧,或有往来寒热、胁痛、口苦,舌苔薄黄,脉弦者。治宜和解少阳。

3.阳明经头痛:头痛发于前额或眉心处,胃热,口渴欲饮,脉洪大,舌苔干燥者。治宜清胃火。

4.少阴经头痛:头痛,四肢逆冷,脉沉细,舌淡苔白者。治宜温经扶阳。

5.厥阴经头痛:头痛甚于巅顶,或有干呕、吐涎沫,舌苔白,脉沉者。治宜温肝降逆。

治疗

1.主穴:太阳、百会。

2.配穴:大椎、后溪、小海(太阳经头痛);风池、大椎、肩井(少阳经头痛);印堂、合谷、曲池(阳明经头痛);大椎、尺泽、太溪(少阴经头痛);大椎、阳陵泉、太冲(厥阴经头痛)。

3.刺法:直刺太阳穴附近的浅小静脉,首次出血量控制在30 mL左右,余穴的出血量为2～3 mL,百会穴采用散刺法。每次选2～4穴,每周治疗1次,3次为1个疗程。

笔者按

刺血疗法具有疏经通络、活络止痛、活血化瘀、消肿散结、醒脑开窍、镇惊安神、清热解毒、祛邪扶正、和血养血、调和阴阳的作用。运用刺血疗法治疗头痛的核心就在于"祛瘀血,生新血"。通过放血促使新生的血液流入病灶,稀释致病物的同时改善局部血液循环。临床上切忌"头痛治头,脚痛医脚",在穴位的选择上大多按照"局部取穴与远部取穴相结合"的原则。只有辨证施治,才能治病求本,否则只会舍本逐末,缘木求鱼。

(四)面瘫

面瘫是以口、眼向一侧歪斜为主要表现的病症,又称"口眼歪斜"。面瘫的发生多与劳作过度、正气不足、风寒或风热乘虚侵袭面部筋脉,以致气血阻滞,肌肉纵缓不收而发为面瘫。西医认为面瘫是面神经因炎症在面神经管中被卡压而致,所以称之为"面神经炎",亦称"贝尔麻痹"。面瘫临床分为中枢性面瘫和周围性面瘫,这里论述的是周围性面瘫。周围性面瘫临床上以口眼歪斜为主要特征,多为单侧性,双侧同时发病的极少,起病急,病侧面部表情肌瘫痪,前额皱纹消失,眉毛下垂,睑裂扩大,鼻唇沟平坦,口角下垂,面部被牵向健侧。本病为神经科临床的常见病、多发病,任何年龄均可发病,但以20～40岁最为常见,任何季节均可发病。面瘫轻并及时治疗者,预后较好。面瘫持续时间越长,预后越差。面神经麻痹中医称"面瘫""口僻"等,属"中风"范畴。

病案:他的嘴半年竟然歪了两次

已过知天命的徐先生,主诉一年内患了两次口眼歪斜。这不,今年3月初的一天早上,他起床后洗脸刷牙时,发现上下嘴唇合不到一起,漱口时会流口水,吃饭时,左侧腮部夹食,如不用筷子清理,食物怎么也到不了口腔中,更无法咀嚼。到了晚上就更烦心了,即使睡着了,左眼还是闭不上,眼睛干涩得厉害。家人都笑他变成二郎神了——有一只永远睁着的眼睛。一贯讲究仪表的徐先生不但因为歪嘴影响了形象，而且吃饭喝水都有困难。因面瘫而致的口眼歪斜让他不愿出门，更不愿意和人交往。徐先生有一位朋友几年前也患了面神经麻痹，最后是刺血针灸治好的。于是徐先生旋即找到那位朋友，经他介绍直接来我处接受刺血疗法。

初诊时检查：口角向右侧歪斜，左额纹消失，左眼不能闭合，人中沟右歪，鼻唇沟变浅，左侧翳风穴压痛明显，左半边脸不能触摸，痛甚。诊断：左侧面神经麻痹。好在他治疗及时，病情不曾耽搁，行刺血配合针灸治疗1个多疗程，面部恢复了正常。我告诫他："工作固然重要，身体也要注意，不要熬夜，饭局少些，多运动。"说来也挺意外，左侧面瘫痊愈后3个月，7月他捂着脸又来了。这不，右边的嘴也歪了。他妻子埋怨地对我说："他接连打了两个晚上的麻将，今早起床发现右侧的嘴歪了，整个人吓坏了，赶紧又来找你。"我从医30余载，治愈了无数患者，其中不乏患过两次面瘫的，但半年内患两次面瘫的我还是头一次遇到。为了让他吸取过度熬夜的教训，我故意告诉他，由于门诊患者太多，让他去别的医院治疗。他捂着脸坐在诊疗室的椅子上一动不动，执意不走。直到快下班了，我看到他那可怜兮兮的样子和无助的眼神，心想，惩罚的时间够了，告诫的目的也达到了。

因为是连续两次面瘫，可想而知他的面部经络有多么的瘀滞不通！考虑到单纯针灸效果肯定不佳，我决定采用刺血疗法治疗他的面瘫。通过检查我发现他的颈肌非常僵硬，翳风穴压痛（＋＋＋＋）。首次治疗选穴大椎、翳风、风池，出血量在100mL左右。嘱其艾灸翳风穴，每天2次，每次1h（活血、祛瘀、止痛）。3天后复诊：翳风穴处压痛消失，面瘫症状减轻。就这样治疗了2个疗程后，面瘫再次治愈。

我告诫他："这次治好了，若再连续打麻将，再患面瘫，我也无能为力了，可不要再找我了！"他笑着连连点头，表示今后一定接受教训，好好爱护自己的身体。我听了也会心地笑了。

中医辨证分型

1. 风邪入络：每于晚间受风寒或受湿之后，次日晨起即出现面瘫，口眼歪斜，或有头痛，苔薄白，脉浮。

2. 气血两虚：口眼歪斜，日久不复，头晕乏力，心悸眼花，纳差，苔薄，脉细。

3. 痰瘀互阻：口眼歪斜，头痛，肢体麻木，头晕，神疲乏力，纳呆，舌质黯，苔薄腻，脉细滑或细涩。

治疗

1. 主穴：大椎、太阳、下关、迎香、地仓、尺泽。

2. 配穴：风池、百会、翳风（风邪入络）；肺俞、足三里、大椎（气血两虚）；曲泽、丰隆（痰瘀互阻）。

3. 刺法：12号一次性注射针头点刺穴位，使其少量出血，每次选用2～4穴，

3d治疗1次。辅助艾灸上穴,1日1次。

笔者按

通过多年临床体会,面瘫是受病毒感染、寒冷刺激等因素影响,使营养面神经的血管收缩,而致一侧面神经急性非化脓性炎症水肿,使神经外膜受侵害,此时无神经传导阻滞。在此基础上,面神经通过狭窄的骨质面神经管时受压,导致血运障碍加重、髓鞘受损伤,致使面神经失用,传导功能暂时丧失,出现面瘫等症状。面神经受损后,可随血运障碍时间延续致使损伤加重或面神经轴索变性。如能尽早改善血运,使炎症水肿消退,则面神经传导功能可部分或完全恢复;如面神经血运障碍未能解除,面神经损伤进一步加重,面神经功能很难自然恢复。放血及针刺具有双向调节作用,其活血化瘀、改善血运的作用是公认的,所以针刺放血应早期介入,这对改善面神经管内外血运、促进面神经传导功能恢复、减少后遗症的发生等有积极作用。

(五)高脂血症

高脂血症是人体脂代谢异常导致的血清脂质和脂蛋白(胆固醇、甘油三酯)水平过高。高脂血症可分为原发性和继发性两类。原发性高脂血症与遗传因素密切相关,是由于单基因缺陷或多基因缺陷,使参与脂蛋白转运和代谢的受体、酶或载脂蛋白异常所致,或由于环境因素(饮食、营养、药物)和通过未知的机制而致。继发性高脂血症多继发于代谢性紊乱疾病(糖尿病、高血压病、黏液性水肿、甲状腺功能低下、肥胖、肝肾疾病、肾上腺皮质功能亢进),或与其他因素(年龄、性别、季节、饮酒、吸烟、饮食、体力活动、精神紧张、情绪活动)有关。

病案:"歪打正着"竟治愈了他的高脂血症

10年前的一个秋天,我正在家里休假,朋友介绍的一位患了面瘫的领导到家中找我看病。

在给他治病的过程中,我发现,他的血液黏稠度很高,放出来的瘀血呈紫黑色,且黏稠结块。他告诉我他的血脂高出常人1倍有余,因此,在我治愈他的面瘫后,警告性地告知他:"一定要定期来接受经络祛瘀保健,以免日后脑中风。"他听后不以为然:"我的身体一贯健康,从不生病!如果不是这次得了面瘫,这50多年来我从未进过医院。"

4年后的一天,他拖着半身不遂的身躯,行动迟缓地来到我的诊室:"王医生,被你说中了!都怪我没有听你的话,我这次真的患脑血栓了,半边身体不灵活,说话也模糊不清,你得想办法治好我呀!我现在半身不遂不说,每天晚上患病的胳膊疼得让人实在受不了,我现在才感到有一个好身体有多重要呀!"

是啊!人到了这个时候,才真的知道健康的重要性。我针对他的病情,首次选用大椎、风池(双)、太阳(双)、曲池(双)刺之,出血约80mL。我先后依次选用百会、委中(双)、尺泽(双)、阳陵泉(双)、太冲(双)等穴,刺血约 10 次,每隔半个月刺血 1 次,中间隔 1 天针灸 1 次,针灸选穴:四神聪、大椎、风池、曲池、合谷、肾俞、阳陵泉、足三里、三阴交、太冲穴,每次选用 4～6 穴,针刺留针半小时,起针后加拔后背膀胱经、督脉火罐 10 min。从刚开始放出的紫黑色瘀血到后来基本正常的鲜红色血液,患者中风的症状也得到明显的改善。中医认为:瘀血不去,新血不生,祛瘀生新。再加上针灸、拔罐、刮痧等配合治疗,他的病体也从一开始的半身不遂,逐渐到活动自如。有一天,他拿着血液检测报告单,异常高兴地对我说:"王医生,我的血脂各项指标竟然正常了,你的祛瘀生新法竟然治好了我的高脂血症。"

中医辨证分型

1. 痰湿内阻:此型多见于肥胖之人,平时经常头晕涨痛,胸脘痞闷,甚则呕恶痰涎,身沉肢重,乏力倦怠。舌淡,边有齿痕,苔白滑腻,脉濡滑。

2. 肝胆瘀滞:患者平素性情抑郁,情绪不宁,善叹息,伴胸闷、少腹或胁肋胀痛,脘痞嗳气,泛酸苦水。妇女可见月经不调,经前乳胀、腹痛。舌淡,苔薄白,脉弦。

3. 肝肾阴虚:多见于中年以上形体并不丰腴者,常眩晕、耳鸣、头痛、肢麻、腰膝酸软、口咽干燥、五心烦热、健忘难寐,舌红少苔,脉细数。

4. 脾肾阳虚:患者多形体肥胖,形神衰退,常头昏头晕,耳鸣,齿摇,腰膝酸软,形寒怕冷,手足欠温,腹胀纳呆,肠鸣便溏,阳痿滑精。舌体淡胖,边有齿印,苔白腻,脉象沉细而迟。

治疗

1. 主穴:大椎、曲池、委中。

2. 配穴:丰隆(痰湿内阻);阳陵泉(肝胆瘀滞);太冲(肝肾阴虚);太溪(脾肾阳虚)。

3. 刺法:大椎、曲池穴采用围刺法,太冲、太溪、阳陵泉采用点刺法。半个月刺血 1 次,3 次为 1 个疗程。1 个疗程结束后休息两个月再行第 2 个疗程。

笔者按

祖国医学文献中无高脂血症的病名记载,但与其相关的"膏""脂"则早在《黄帝内经》中就有明确论述。中医认为高脂血症的形成具有内、外两方面因素,在内主要与肝脾肾诸脏功能失调有关,外因主要是饮食不节和过逸少劳。脾主运化,为生痰之源,脾不健运,水谷精微不能正常运化,而聚痰生脂、阻滞壅塞脉道。肾为先天之本,肾阳虚衰导致气化失司,水湿上泛而为痰;肾阴亏虚,虚火炼液而为痰;肾气虚,鼓动无力,脂浊停留脉道。以上皆可导致机体水液代谢障碍,使水谷精微不归正化,合为膏、脂,滞留于脉道,而致高脂血症。肝主疏泄而藏血,所欲不遂,情志不畅,肝失条达,疏泄失职,致使脾胃运化功能失调,气血生化无源,从而影响心主血脉的生理功能,而致血瘀,日久导致高脂血症的发生。饮食不节亦可导致脾胃运化失职,肝胆疏泄失司,肾疏布失调。

总之,不管是脾失健运,还是肝气郁结,抑或是肾虚,都会产生"痰"和"瘀",它们既是病理产物,又是致病因素,可加重肝脾肾三脏功能失调。可见,痰瘀互结是高脂血症发生、发展的重要病理基础,所以根据此特点采用刺血疗法治疗。首先,通过对俞穴的良性刺激,改善局部组织代谢,同时通过神经系统调整内脏功能,调动自身潜在的抗病能力,实现俞穴对内脏和全身的良性调节作用。其次,经现代医学研究证实,刺血疗法能够有效地改善高脂血症患者的血液循环,降低其血液黏稠度。通过对血液成分进行良性调节,刺激血管引起血管平滑肌细胞复杂的信号传导变化,产生细胞内、细胞间及血管中部和整体的调节反应,引出脂质成分高的血液,从而达到降血脂、降低血液黏稠度的目的。第三,拔罐后,罐内形成的负压可以使局部毛细血管充血,甚至破裂,表皮处有瘀血,出现自体溶血现象,随即产生一种类组胺的物质,该物质随体液周流全身,形成一种良性刺激作用,刺激内脏器官,增强其功能活动。综上所述,通过对俞穴的针刺、放血、拔罐,不仅起到祛瘀血、化痰浊、调脏腑之功效,标本兼治,使气血阴阳、脏腑功能趋于平和,使脂质代谢恢复平衡,而且有效地减少甚至避免了不良反应,达到了治疗高脂血症的目的。

(六)癫狂症

癫症是以精神抑郁、表情淡漠、沉默痴呆、语无伦次、静而少动为特点;狂症是以精神亢奋、躁扰不宁、打人毁物、动而多想为特征。癫属阴,狂属阳,两者在病理上有一定的联系,病情亦可相互转化,故统称癫狂症。癫症的基本病机是气郁痰结,阴阳失调。狂症的基本病机是痰火上扰、阴阳失调、神明失主。西医学中,癫狂症多见于精神分裂症、狂躁症等疾病。

病案:不幸的命运让他癫狂

30岁的范某是个农民,父亲在他很小的时候因上山砍柴不幸掉落山崖摔死,只剩他和母亲两人相依为命。母亲害怕改嫁后冷落自己的儿子,所以尽管自己还很年轻,但还是拒绝了很多前来给她说媒的人,自己一人艰难地把儿子拉扯成人。由于家境贫寒,没有姑娘愿意嫁入这对孤儿寡母的家中。

所以范某从记事开始,母亲就是自己精神和生活的支柱!不管每天的农活有多么劳累,也不管生活多么艰苦,只要放工回来,能看见母亲在自己身边忙碌着,能和母亲一起吃饭聊天,范某就感到非常满足,也不会觉得生活艰辛。

可是,命运弄人。常言道"祸不单行,福无双至",半年前范某的母亲突然病故,这场悲剧瞬间击垮了他那原本就脆弱的心灵。极度悲伤,万分孤独和无奈的他,整日在空旷的家中转来转去。寡欲无欢的范某神志逐渐变得痴呆,说话语无伦次,哭笑无常。乡亲们看见他常常一个人对墙喃喃自语,声音低沉,表情僵默,偶尔也表现急躁,但瞬间即过,生活尚能自理。村里的干部把他送至某精神病院诊治,他被诊断为"精神分裂症"。虽经多次治疗但未能收效,后辗转多处来到我的恩师周德宜先生的诊室求治。

就诊时:查其病情同上,经询问,既往无有关病史及外伤史,家族无类似遗传病史。发育正常,营养一般,检体合作,目光呆滞,表情淡漠,简单的问语尚能回答,心、肺、腹检查无异常,生理反射正常,病理反射未引出,脑膜刺激征显阴性,未见自主神经功能紊乱征象。

辨证分型:痰气郁结,阻蔽神窍。

治疗原则:理气解郁,化痰开窍。

首次治疗:①刺血选穴:大椎、风池、肝俞、百会。治疗过程:针刺大椎穴,因局部组织肌肉僵硬,气血瘀滞太甚,首次刺血量太少,围刺30针未见血出,其余穴位均拔出较多暗紫色瘀血。②针刺选穴:大椎、风池、丰隆、神门、三阴交、内关、心俞、脾俞、肾俞、足三里、照海,3d后辅助针灸,1天1次,7次为1个疗程。

1个疗程后,患者沉默状态有些许好转,余证未见明显效果。治疗方法同上,2个疗程后,患者神志、说话较前清楚,已见转机。治疗同上,针刺改为隔日1次,仍7d为1个疗程,两个疗程之间间隔5d。

3个疗程后,患者神志已清,表情正常,声音响亮,唯记忆力、思考力似较病前为差。前后经过5个疗程的治疗,患者诸证消失,一切恢复正常。半年后随访,未再复发,已如常人。

中医辨证分型

1.痰气郁结:精神抑郁,表情淡漠,神志痴呆,语无伦次,喜怒无常,不思饮食。舌苔腻,脉弦滑。治以理气解郁,化痰开窍。

2.心脾两虚:神思恍惚,魂梦颠倒,心悸易惊,善悲欲哭,肢体困乏,食少。舌质淡,脉细。治以补益心脾,镇心安神。

3.痰火上扰:病起急骤,面红目赤,两目怒视,打人毁物,不避亲疏,气力逾常,不食不眠。舌红、苔黄腻,脉弦滑数。治以镇心涤痰,泻肝清火。

治疗

1.主穴:大椎、风池、曲池、阳陵泉。

2.配穴:丰隆、肝俞(痰气郁结);尺泽、脾俞(心脾两虚);太阳、丰隆、百会(痰火上扰)。

3.刺法:每次选2~4穴,刺血量控制在50 mL,半个月刺血1次,3次为1个疗程。其间辅助针刺神门、三阴交、内关、心俞、脾俞、肾俞、太溪、照海穴,隔日1次。

笔者按

按癫狂之症,治疗非易,作者临床所见,或治愈而复发,或久治而不愈,盖神明蒙蔽君主无权,其治愈而选期疗效巩固者,岁不过一二人。《黄帝内经》中云:"重阳者狂,重阴者癫。"《难经·五十九难》中曰:"癫狂之病,其脉三部阴阳俱盛。"临床所见,确多如此。后世医家分析"阳气盛"之原因,多因七情过度,五志之火内潘,以致痰火结聚,蒙蔽心包而致癫狂。西医认为癫与狂都是精神失常的疾患,两者具有不同的临床表现,现代医学之"精神分裂症"属于本病范畴。祖国医学认为,癫狂与"痰"有密切关系,其发病机制为气郁痰火、阴阳失调,病变在肝胆心脾。治疗上,有人主张祛痰为主,有人则主张泻火为主,认为"无火不生痰",事实上两者往往是并驾齐驱,而无主次先后之分。

本例病案刺血选用大椎、风池,意在醒脑开窍。祖国医学认为风池、大椎穴主治癫狂等头面一切疾患,丰隆化痰开窍。针刺治疗时,取督脉穴和背俞穴,补心俞、脾俞、肾俞,以健脾养心安神。脾为生痰之源,非内关而不能下之,所以辅以内关清上引下,调和阴阳,更能祛痰定志。

针刺治疗此证,精准选穴非常重要。恩师选穴精当,辨证论治,得心应手。刺血配合针刺,相辅相成,这就是恩师能将诸多疑难杂症治愈的精妙所在。

(七)心绞痛

冠心病心绞痛是内科常见急症之一,属中医"胸痹心痛"范畴,其发病人群以中老年为主。西医认为心绞痛是冠状动脉供血不足,心肌急剧、暂时的缺血与缺氧所引起的临床综合征,其特点为阵发性的前胸压榨性疼痛感觉,可伴有其他症状,疼痛主要位于胸骨后部,可放射至心前区与左上肢,常发生于劳动或情绪激动时,可持续数分钟,休息或服用硝酸酯制剂后心前区疼痛消失。本病多见于男性,多数患者在 40 岁以上,劳累、情绪激动、饱食、受寒、阴雨天气、急性循环衰竭等为常见诱因。心脏予以机械性刺激并不引起疼痛,但心肌缺血、缺氧则可能引起疼痛。当冠状动脉供血与心脏对血液的需求之间发生矛盾时,冠状动脉血流量不能满足心肌代谢的需要,引起心肌急剧、暂时的缺血与缺氧时,即产生心绞痛。

病案:王教授的心绞痛

长年从事科学研究的王教授 70 多岁了,先后患上了糖尿病、高脂血症、高血压病、冠心病及皮肤病等。更让他难以忍受的是,近一两年来,他一直被每天晨起的心绞痛困扰。几乎是每天晨起时,一阵阵的前胸部压榨性疼痛让他无法忍受,严重时还会向心前区与左上肢放射。尽管每次疼痛只有几分钟,但已经让他十分恐惧。

为了摆脱这种可怕的疼痛,各大医院的心血管专家都已经是他的老朋友了。

2015 年 5 月,我遇见了这位前来就诊的王教授,他告诉我他患心绞痛很久了,药吃了不少,但效果不好,已经成了各家医院心血管科的常客,这次来就是想看看可不可以用神奇的刺血疗法来治疗他的心绞痛。

"刺血针灸真有那么好的疗效?"他带有疑虑地问道。之后他又说自己天生对针灸恐惧,更别说是接受刺血了。

"要出多少血?"

"大概 100 mL。"

"哇,那么多呀!"

经过给王教授检查,我发现他的心经、心包经、颈部周围的经络,包括膀胱经上的心俞、任脉上的膻中穴压痛都非常明显。"不通则痛",多么精湛的中医理论呀!再没有比这更科学的论述了!我告诉王教授:"灌溉你心脏的几条静脉都被瘀血阻滞了,正常的营养物质难以通过瘀阻的经脉到达心脏,这失去气血濡养的心脏,只能以'绞痛'的形式来无言地告急呀!现在我用最传统的中医刺血疗法和刮痧针灸疗法,去除阻塞你心脏通道的"淤泥",以达到祛瘀通经、通则不痛的治本之法。"

"王医生,你的'淤泥阻塞'形象讲解,我听懂了!行,来给我治疗吧,我相信你!"

王教授强烈的求治欲望坚定了我给他治疗的决心!为了防止他出现晕血症状,我让他躺在就诊床上。首次治疗,我让学生给他的督脉、膀胱经、心经、心包经、任脉经刮了痧,先疏通他心脏周围的五大通道,之后选了 4 个治疗心绞痛的特定穴位:大椎、心俞、膻中、曲泽。从上到下,从后背到前胸,我依次从 4 个俞穴中刺出约 120 mL 瘀滞的紫黑色血液。刺血结束后,他告诉我,血一出,他紧张的心瞬间放松了。结束后,我嘱咐他每天每穴艾灸 30 min。

这不,1 个月后,他又来接受第二次刺血。他告诉我,这一个月来,他没有吃药,心绞痛也几乎没有复发,就是偶尔还有点不舒服的感觉。

前后我共给他刺血 3 次,针灸 1 个疗程,坚持每周刮痧 1 次。两年后,他又来见我,高兴地向我汇报:他已经很长时间没有去医院了,心绞痛被中医刺血疗法治疗后一直没有复发,所以也就不需要吃药了。

中医辨证分型

1. 心血瘀阻:心前区阵痛或刺痛固定不移,气短心悸,胸腹胀闷,舌质红紫或有瘀斑,苔白或腻,脉弦或滑数。治则:活血化瘀,通脉止痛。

2. 痰浊壅阻:心前区痛,脘腹胀闷,纳差肢倦,时有恶心呕吐,便溏或轻度水肿,面色不泽,舌苔白腻,舌质胖嫩或有齿痕,脉沉细滑。治则:通阳泄浊,豁痰开痹。

3. 阴寒凝滞:猝然胸痛如绞,天冷易发,形寒,感寒痛甚,甚则四肢不温,冷汗自出,心痛彻背,心悸气短,舌质淡红,苔白,脉沉细或沉紧。治则:辛温通阳,开痹散寒。

4.气虚血瘀:胸痛隐隐,时轻时重,遇劳则发,神疲乏力,气短懒言,心悸自汗,舌质淡暗,胖有齿痕,苔薄白,脉缓弱无力或结代。治则:益气活血,通脉止痛。

5.心肾两虚:胸闷痛或灼痛,心悸盗汗,虚烦不寐,腰膝酸软,头晕耳鸣,舌红少苔,脉沉细数。治则:滋阴益肾,养心安神。

治疗

1.主穴:大椎、心俞、膻中。

2.配穴:尺泽(心血瘀阻);丰隆(痰浊壅阻);关元(阴寒凝滞);肺俞(气虚血瘀);肾俞(心肾两虚)。

3.刺法:每次选主穴2~3个,配穴1~2个,10 d刺血1次。辅助膀胱经、心包经、心经大刮痧,1周1次。

笔者按

心绞痛属于中医学"厥心痛""真心痛""胸痹"范畴。随着人民生活水平的提高、饮食结构的改变和生活节奏的加快,其发病率逐年上升,治疗难度大、疗效差,特别是纠正心电图缺血性改变不够理想,往往发展成心肌梗死、猝死,对患者的健康造成巨大的威胁。大椎、心俞、膻中、尺泽刺血,并用闪罐留罐,拔去恶血,可激发宗气,调节、畅通胸中气机,气机通畅,百病弗生。刺血并用闪罐留罐法可使心脏血管扩张,促进心脏血液循环,增强心脏新陈代谢,修复损伤血管。同时,体表的刺激信号亦可传入大脑,由大脑传出信号到达缺血的心脏,同样可使心脏血管扩张、血液循环加速、心脏供血增强。刺血配合针灸治疗心绞痛效果快速、持久且无任何副作用。在临床上不仅对心绞痛,而且对期前收缩(早搏)、冠心病等治疗效果也十分理想。

(八)疟疾

疟疾是指被蚊虫叮咬后,蚊虫将寄生在其体内的疟原虫传染给人体,或输入带疟原虫者的血液,致使人们感染,导致发病的虫媒传染病。不同的疟原虫感染分别会引起3种表现类型:间日疟、三日疟、恶性疟。本病主要表现为周期性规律发作,全身发冷、发热、多汗,长期多次发作后,可引起贫血和脾肿大。目前,东南亚、非洲、中南美洲的一些国家和地区是疟疾高度流行区,所以从该地区学习、工作、旅游回来的人群要谨防疟疾感染。该病的发展有以下4个阶段:

1.潜伏期:在感染疟原虫之后,尚未发病的这段时期我们称之为"潜伏期"。该期间,口腔温度会高达37.8℃,潜伏期天数要视人体感染的是哪种类型的疟原虫而定。目前能寄生于人体的疟原虫有3种,分别是间日疟原虫、三日疟原虫、恶性疟原虫,感染它们的潜伏期分别是14 d、30 d、12 d。通常由输血导致感染的潜伏期是7~10 d,身体健康、免疫力较强或是使用过预防药物的人,潜伏期会更长一些。

2. 发冷期：畏寒怕冷，四肢都有寒凉感，脸色发白，全身肌肉关节酸痛，打牙颤，全身发抖，盖多层被子仍感到寒冷，该症状短则持续 10 min，长则 1 h。

3. 发热期：寒凉感消失后，身体开始发热，面色转红，一般在发冷期发冷越严重，发热也相应越厉害，体温有可能高达 40℃。

4. 出汗期：发热后期，全身出汗，汗量可致衣服湿透，3 h 内体温骤降，这时患者会较之前感觉舒服，但会感觉十分疲倦，很容易就能入睡。一觉醒来，精神又变得饱满，食欲也恢复了，又可照常活动。

病案：三代人都患上了"打摆子病"

多年前，我跟随恩师周德宜先生在蒙城，那段时间正忙于探索现代十四经络图谱和古代十四经络图谱的区别，期间我见证了恩师不用药却医治了当地很多疑难病症。

一天清晨，诊室里来了一家三代四口人，诉说都患上了"打摆子病"。爷爷和孙子每天发病 1 次，儿子和儿媳隔天发病 1 次，医生开的药吃了不少，就是治不彻底，好了又犯，犯了又好，一家人折腾了近 1 个月，再也忍受不了了。小孩的爸爸说："这几天，乡亲们都说从省城来了一位老神医，几根针一扎，很多病就能治好，既不要打针又不需吃药。这不，我们一家老小都来了，找您给我们看看，这到底得的是什么病，怎么吃药就是不管用呢？"

恩师询问了他们一家人的病情后，经过血液检查，知道他们患了间日疟和一日疟。爷爷和孙子是每天上午 9：30 左右发病：初起是打寒战，全身发抖怕冷，寒去后则全身发热，伴头痛、口渴，最后汗出热退而解，1 日发作 1 次。儿子和儿媳则是下午 4：00 以后发病：均是先冷后热，热退后汗出身凉，伴头痛、口干渴，隔日发作 1 次。爷爷发作了 10 多次，孙子发作了 3、4 次，儿子、儿媳也发作了 6、7 次。爷爷说："除了上诉症状外，我还有神疲倦怠、全身无力、大便干燥、小便黄赤等症。乡里卫生院发了不少治疗"打摆子"的药给我们吃，可吃来吃去总也不见好。"

恩师详细地了解了这一家四口人的发病情况后，给出了治疗方案：上午 8：30 左右先给爷爷和孙子进行针灸治疗。先点刺大椎穴，出血量 30 mL，然后再针刺间使穴、后溪穴，均快速进针，得气后，留针 20 min。儿子和儿媳则安排在下午 3：00 左右治疗。小儿 1 日治疗 1 次，其余 3 人均隔日治疗 1 次。

第二次就诊时已是第二天下午，爷爷领着小孙子，一进门就大声地对我们说："真是神医呀！昨天早上经你们针灸治疗一次后，小孙子今天上午就没再发病了，头也不痛了！也不怕冷了，精神也比以前好多了，只是还有点微微发热，吃饭还不太香。以前每天上午定时发病，一发病就躺在床上浑身发抖，盖了两床被子他还不停地喊冷，现在没有了。我自己也好多了，发作时症状没有以前那么严重了，只是不想吃饭。"

恩师根据爷爷的主诉，按上法又给小儿治疗了一次，并针对他还有点微热的症状，增加了四缝穴点刺以健脾退热。在给爷爷治疗时，增加了针灸曲池、足三里穴（温针灸）以健脾胃、利肠气。

当日下午儿子和儿媳二诊时也都诉说自己的病情减轻了很多，发作时只有轻微的发热，但已经没有怕冷的感觉了，只是还感到头晕。恩师在上述治疗穴位上增加了风池、百会穴以祛风解热、醒脑开窍。

前后用了一周时间，这一家人的疟疾病症，经3、4次的针灸治疗后全部治愈。半个月后随访，一直没有复发。

事后，恩师告诉我，以前他们经常随医疗队下乡，发现农村由于卫生条件太差，居住地周围的小河、小水沟太多，特别适合蚊虫生长繁殖，当地的老百姓每每被蚊虫叮咬，患上疟疾的人就会一批批地出现。而服用了喹啉类药物后，有的人有效，有的人没效，并且此病容易反复发作。所以恩师就采用针灸来治疗疟疾，没想到效果极好，后来恩师还在当地办了好几期西医学习针灸的学习班，重点是教他们如何用针灸来治疗疟疾。

恩师还告诉我，治疗疟疾，一定要在发作前2h左右针灸，否则疗效不好。

治疗

1. 主穴：大椎、陶道。

2. 配穴：间使、后溪。

3. 治疗：每天取主穴1个，配穴2个。大椎、陶道穴点刺出血，配穴采用针刺方法。一定要在发作前2h左右针灸。

笔者按

治疗疟疾要在发作前2h针刺，这是因为针刺大椎穴可以在短时间内快速增加机体的白细胞、淋巴细胞计数，可以增强白细胞、淋巴细胞对疟原虫的吞噬功能，而白细胞、淋巴细胞就是我们机体内和外来的细菌、病毒作战的"士兵"。它们数目的多少和"作战"的能力，直接关系到机体的抗病能力。但是白细胞计数的增加，必须是在针刺后1.5～2h才能在血液中达到最高值，此时白细胞吞噬疟原虫的能力也最强。

由此，我才领悟到恩师反复告诫我们"治疗疟疾，选定时间非常重要"的道理所在！原本正常人体内的白细胞计数为$4 \times 10^9/L \sim 10 \times 10^9/L$，如果少于$4 \times 10^9/L$为白细胞减少，超过$10 \times 10^9/L$为白细胞增多。患有疟疾者，经过针灸后，体内的白细胞计数往往能增加5～10倍，此时疟原虫正好在血液里开始发作运动，而大量的白细胞可以把这些疟原虫分解包围后吞噬，再加上针刺原有的退热、增强免疫力的作用，自然会有不错的疗效。但不是针刺任何穴位都可以增加白细胞的数目，医学家在经过对各个穴位的系统研究后，发现只有针刺大椎、陶道穴才有此效果。而大椎穴，是我们机体中最重要的一个强壮穴，针刺大椎穴可以治疗五劳七伤。其实每个穴位都和中药一样有各自独特的治病功效,每个穴位都具有自己治病的共通性和特异性功能。

医生在临床治病中,一定要弄清楚人体内 300 多个穴位和每个穴位特异性的差别。只有厘清其共性与特异性并有针对性地选穴,才会达到快速治愈疾病的目的。

我现在也常和学生们说:治病和打仗的机制是一样的,空军、海军、陆军都有各自的优势和作战对象,我们机体内的穴位也是这样,如足三里穴有健脾利湿、强壮后天之本的特异作用;三阴交穴可以调节足太阴脾经、肾经、肝经 3 条经脉;四缝穴具有清肺胃之热及止咳的疗效;风池穴有祛风散寒的功效。诸如此类的穴位还有很多,机体完全可以利用它们来抗御外来的各种病邪。

(九)慢性胃炎

慢性胃炎指不同病因引起的各种慢性胃黏膜的炎性病变,是一种常见病,其发病率在各种胃病中居首位。自纤维内镜广泛应用以来,医学界对本病认识有明显提高。常见的有慢性浅表性胃炎、慢性糜烂性胃炎和慢性萎缩性胃炎、慢性萎缩性胃炎患者黏膜肠上皮化生,常累及贲门,并伴有 G 细胞丧失和胃泌素分泌减少,也可累及胃体,伴有泌酸腺的丧失,导致胃酸、胃蛋白酶和内源性因子的减少。慢性胃炎常见症状有上腹部疼痛、脘腹胀满、饱胀、烧心、恶心、呕吐及食欲不振等。本病十分常见,占接受胃镜检查者的 $80\% \sim 90\%$,男性多于女性,且随年龄的增长,发病率逐渐增高。慢性胃炎属中医的"胃脘痛""胃痞"等范畴。

病案:弥漫性胃黏膜出血让她疼痛不已

小兰住在乡下的母亲长年累月的腰痛,经乡村医生治疗后时好时坏,近年来屡治屡犯,经常躺在床上呻吟不止,生活难以自理。这样的情况可急坏了在城里工作的她。一天,小兰趁节假日返乡硬是把母亲接至省城,经针灸推拿一段时间后,母亲的腰痛终于大大减轻了。小兰紧张焦虑的心情得以慢慢放松。谁知好景不长,母亲的胃痛又发作了,胃痛、胃胀、不想吃东西,喝一点水都胀气。以前一直吃的中药仍在继续服用,可不知为什么也不管用。

来到诊室的小兰,和我细细地诉说她母亲的病情。

"既然中药效果不好,为何不做个胃镜检查一下,找找胃痛的原因?"我提议道。

"好呀,医生你给开个单子吧!"

几天后,她带着母亲来了,顺便把胃镜检查报告单拿给我,检查的结果是弥漫性胃黏膜出血;慢性浅表性胃炎。小兰告诉我,她已经带母亲看过西医了,医生要求她母亲立即住院治疗,可她母亲不愿意住院,所以带她来我这里,想问我中医有没有什么方法不用住院也可以治疗这种病。

我告诉她:"最好暂时停服各种胃药,流质饮食,好给充血的胃黏膜一点自我修复的时间。"

"我不吃药,胃痛咋办?"小兰的妈妈问道。

"这段时间交给我来治疗,我们可以选用刺血、针灸、埋线、艾灸的方法治疗你的胃病。"我说道。

"不用住院? 不用吃药? 就能治好我的胃病?"小兰的妈妈又问道。

"是的,不用吃药,也不用住院,每周门诊治疗两次。"我回答道。

老太太一听不用住院也不要吃药,半信半疑地在女儿的劝说下,接受了我的治疗。

我查看了老太太的舌象:舌质淡、苔薄白,脉沉细。首次治疗,我选择以理气止痛、化瘀止血的治疗原则,选大椎、曲泽刺血,针刺足三里、中脘,温针灸五壮。治疗完毕,老太太立马说:"咦! 胃痛好多了,胃也不怎么胀了,好像还有点饿了!"女儿一听高兴极了!

随后的治疗,就以养胃和胃为治疗原则。刺四缝 10 天 1 次,刺 3 次即可。艾灸大椎、足三里、胃俞、中脘穴,每日 1 次。穴位埋线:胃俞、脾俞、中脘、足三里,半个月 1 次。一个半月后,老太太胃痛的症状完全消失,食欲大增,胃胀气也消失了,胃病基本痊愈。半年后,她又做了胃镜检查,报告显示胃黏膜正常,仅有一点轻度的浅表性胃炎。我告诉她:胃病是三分治疗、七分调养,不能饥一顿饱一顿,辛辣刺激、寒凉的食物尽量不吃,胃部注意保暖。听了我的话,老太太笑着对我说:"你这个医生讲的话都讲到我心里去了,我平常就是一吃凉的就胃痛。以后我一定听你的话,但我还是想在你这里把这轻度的浅表性胃炎给治彻底,行吗?"我笑了笑,点点头。

中医辨证分型

1.食滞伤胃型:饮食不节致使脾胃受损,食积胃脘,胀满痞痛,恶心呕吐,嗳腐吞酸,大便秘结有腐败异臭,舌质红,苔厚黄腻,脉象弦滑。证属食滞伤胃、腑气不通,宜健脾和中、消食开胃。

2.脾胃虚寒型:胃脘坠胀不舒,食欲不振,呕吐酸水,隐隐作痛,遇寒加重,得暖则轻,饿时痛甚,进食稍减,大便稀溏,神疲乏力,舌质淡、胖大、边有齿印,苔薄白,脉沉细弱或浮大无力。证属中气不足、脾胃虚寒,宜补中益气、健脾温胃。

3.胃阴亏虚型:胃脘灼热疼痛,嘈杂不适,虽饥而纳差,口干口渴,大便艰涩,舌质红有裂纹,舌苔光剥或少苔,脉象弦细数。证属肝脾不和、胃阴亏虚,宜疏肝健脾、益阴养胃。

治疗

1.主穴:四缝、曲泽。

2.配穴:足三里(食滞伤胃型);艾灸神阙(脾胃虚寒);胃俞(胃阴亏虚)。

3. 刺法:四缝点刺挤出黏液,1周1次;曲池、胃俞、足三里穴,每次选1个穴,直刺出血后加拔火罐。

4. 辅助治疗:脾胃虚寒者,辅助艾灸足三里;胃阴亏虚者,选择主穴,穴位埋线,1周1次。

笔者按

中医认为,慢性胃炎属中医的"胃脘痛""胃痞"等范畴。形成瘀阻胃络型慢性胃炎的原因多为肝失疏泄,气机不畅,气滞日久,血行瘀滞,或久病入络,胃络受阻,均可导致瘀血内停,发生胃痛。治疗当以活血化瘀、和胃止痛为法。此病案首选大椎刺血,一是扶正祛邪,刺曲泽,可理气止痛。艾灸足三里、大椎、中脘穴,有驱寒暖胃之效。穴位埋线是以线代针,将可以被人体吸收的异体蛋白,利用12号一次性注射针头,埋入体表的特定穴位,使穴位受到长效、持久、柔和的刺激,通过经络的表里关系,传至有关脏腑,增强机体的免疫功能,提高机体的自愈能力。刺血、针灸和穴位埋线3种方法结合,相得益彰,大大提高了治疗效果。

(十)高血压病

高血压病是指以体循环动脉血压(收缩压和/或舒张压)增高(收缩压≥140 mmHg,舒张压≥90 mmHg)为主要特征,可伴有心、脑、肾等器官的功能或器质性损害的临床综合征。高血压病是最常见的慢性病,也是心脑血管病最主要的危险因素。正常人的血压随内外环境变化在一定范围内波动。整体人群的血压水平随年龄增大逐渐升高,以收缩压更为明显,但50岁后舒张压呈现下降趋势,脉压也随之加大。近年来,随着人们对心血管病多重危险因素的作用以及心、脑、肾靶器官保护的认识不断深入,高血压病的诊断标准也在不断调整,目前认为同一血压水平的患者发生心血管病的危险不同,因此有了血压分层的概念,即发生心血管病危险度不同的患者,适宜的血压水平应有不同。血压值和危险因素评估是诊断和制订高血压治疗方案的主要依据,不同患者高血压管理的目标不同,医生面对患者时在参考标准的基础上,应根据其具体情况判断该患者最合适的血压范围,从而采用针对性的治疗措施。在改善生活方式的基础上,推荐使用24 h长效降压药物控制血压。除评估诊室血压外,患者还应注意家庭清晨血压的监测和管理,以控制血压,降低心脑血管病的发生率。

病案:突发的高血压急症

张某,50岁,企业老总,平时工作繁忙,经常出差,饭局应酬颇多,有高血压病史20年,一直口服复方降压片,但血压控制不理想。一天中午,张某参加20年校友聚会,饭局结束,醉意浓浓的他被司机送回家后,遂感到头痛头胀、面红目赤、胸闷心悸、恶心呕吐、心慌气短、烦躁不安,急至我科要求刺血治疗。经检查:张某体态肥硕,面部潮红,双手微微颤抖,心率108次/分,血压210/140 mmHg,双侧太阳穴血管充盈,舌苔黄腻,脉弦数。

诊断:高血压危象。

治疗方法:首选大椎、太阳(双侧)、曲泽(双),选用一次性注射针头,穴位处常规消毒,快速点刺穴位,出针后加拔火罐,出血量大约 60 mL。20 min 后,患者头痛头胀缓解,面红目赤消退,气息平和,心率正常,诸症消失。回去后第二天便正常上班。

中医辨证分型

1.肝火上炎:头晕胀痛,耳鸣如潮,面红目赤,口苦口干,烦躁易怒,溲黄便秘,舌红苔黄,脉弦数。治则:清肝泻火。

2.阴虚阳亢:头晕、头胀、头痛,耳鸣耳聋,烦躁易怒,失眠健忘,腰膝酸软,口燥咽干,两目干涩,视物模糊,肢麻,或见手足心热,颧红盗汗,舌红少苔,脉细数或弦细。治则:滋阴潜阳。

3.痰浊内蕴:头痛头昏,或眩晕而见头重如裹,胸脘满闷,呕恶痰涎,身重困倦,肢体麻木,苔白腻,脉弦滑或濡滑。治则:化痰祛浊。

4.瘀血内阻:头痛如刺,痛有定处,胸闷或痛,心悸怔忡,两胁刺痛,四肢疼痛或麻木,夜间尤甚,舌质紫或有瘀斑,脉细涩或细结。治则:祛瘀通络。

治疗

1.主穴:太阳、大椎、曲泽。

2.配穴:太冲(肝火上炎);太溪(阴虚阳亢);丰隆(痰浊内蕴);百会、委中(瘀血内阻)。

3.刺法:首次治疗,主穴全选,根据辨证分型,选 1 个配穴。1 周后行第二次治疗,选相应背俞穴 1 个,配穴 1 个,以点刺出少量血。一般 1 周治疗 1 次,3 次为 1 个疗程。1 个疗程结束,休息半个月。

笔者按

国际上通常将高血压的急危重症合称为"高血压危象"。高血压危象是发生在高血压病过程中的一种特殊的临床综合征,可发生于缓进型或急进型高血压,也可见于症状型高血压。在高血压的基础上周围小动脉发生暂时性强烈收缩,是导致血压急剧升高的原因。高血压危象的诱发因素主要有情绪波动、过度兴奋、大量饮酒、精神创伤、过度疲劳、寒冷刺激和内分泌失调等。西医治疗大多需住院吸氧、输液、降压等,而中医刺血疗法起效迅速,无任何毒副作用。选用太阳、大椎、曲泽穴刺之,放出瘀滞的血液,快速调节颅脑血液循环,缓解小动脉痉挛,大大减轻脑血管压力,使静脉血管压力快速降低从而让血压平稳下降,避免心脑血管疾病的发生。这就是祖国医学的神奇所在,但其降压机制仍需进一步研究。

(十一)慢性支气管炎

慢性支气管炎是气管、支气管黏膜及周围组织的慢性非特异性炎症。临床以咳嗽、咳痰为主要症状,每年发病持续3个月,连续2年或2年以上发病即可诊断为慢性支气管炎,但仍需要进一步排除具有咳嗽、咳痰、喘息症状的其他疾病,如肺结核、肺尘埃沉着病、肺脓肿、心脏病、心功能不全、支气管扩张、支气管哮喘、慢性鼻咽炎、食管反流综合征等。慢性支气管炎早期症状轻微,多在冬季发作,春暖后缓解;晚期炎症加重,症状长年存在,不分季节。疾病进展又可并发阻塞性肺气肿、肺源性心脏病,严重影响患者劳动力和健康。本病的病因尚不完全清楚,可能是多种因素长期相互作用的结果。

病案:智障儿的慢性支气管炎

8岁的小晨晨是个智障儿,所以全家人对他呵护有加,倍加疼爱。爸爸妈妈更是对他倾注了多于正常孩子的关爱。从蹒跚学步到吐字发音,这些对于正常孩子十分简单的事情,可是到小晨晨这儿就变得十分艰难!可就是如此精心的照顾,孩子还是患了慢性支气管炎。从6岁开始,他就经常发病,每次都要住院吃药、打针、抗感染输液。病情反反复复,让在医院工作的母亲苦不堪言。不是害怕多花钱,而是孩子不能很好地配合,每次的治疗都是在声嘶力竭的挣扎中完成,孩子的母亲心痛不已,泪水涟涟。

偶然的机会,孩子的母亲看到了报纸上我撰写的《冬病夏治治疗咳喘》的文章,抱着试试看的心理,她领着孩子来到我的诊室。问诊:病史近2年,患儿面色苍白,消瘦,纳差,经常咳嗽,痰多、色白、黏稠,近期咳嗽频繁,夜里咳重。诊断:慢性支气管炎;小儿疳积。

治疗:首次治疗选用四缝穴,快速点刺,挤出黄白色黏液数滴;再刺背后的肺俞穴,拔出近20 mL紫暗色瘀血。嘱其母亲每日给孩子艾灸大椎、肺俞穴0.5 h。

1周后,孩子又来了,妈妈一脸喜气地对我说:"太神奇了,孩子仅治疗了1次,白天就不咳嗽了,夜里咳嗽的次数也大大减少,食欲也好多了。"第2次治疗选大椎、丰隆穴,刺出约10 mL血,辅以膀胱经大拔罐。

这个患儿在我这仅仅刺了3次血,所有的症状就消失了。

半年后的一天,孩子的妈妈又将孩子带来我这,告诉我说是孩子一定要来看看王医生,他在家就经常嘀咕:"我想王阿姨了,我要去看看她!"孩子的母亲高兴地说:"孩子的咳嗽再也没有复发,现在的智力情况也比以前好多了,知道和人交流,尽管语速有点慢,但条理还是清楚的。"孩子的父亲也觉得中医的刺血太不可思议了,希望通过继续治疗进一步改善孩子的智力发育。我看着眼前这个又白又结实并有可能恢复正常的孩子,心里也开心极了。

中医辨证分型

1.痰湿恋肺:咳嗽痰多,色白而黏,胸脘满闷,腹胀纳呆,四肢酸困,便溏。舌苔白腻,脉弦滑或濡缓。治则:健脾利湿,化痰止咳。

2.外寒内饮:咳嗽气喘,痰白、多泡沫,形寒怕冷,身痛沉重,口淡不渴或口干不欲饮。苔白滑,脉弦紧。治则:祛寒化饮。

3.痰热蕴肺:咳嗽喘促,咽痛,痰黄黏稠,胸满气粗,口渴喜饮,尿赤便秘。舌质红,苔黄腻,脉滑数或洪数。治则:调肺气,化痰热。

4.肺脾气虚:咳嗽多痰,气短,喘息,恶风自汗,纳差体倦,便溏,完谷不化。舌淡、苔薄白,脉浮缓无力。治则:益气健脾调气。

5.肺肾阴虚:以干咳为主,咯痰量少或干咳无痰,痰黏牵丝,不易咯出,口鼻咽干,五心烦热,大便干结。舌红少苔,舌面少津,脉细数。治则:补肺气,滋肾阴。

6.脾肾阳虚:咳嗽时作,痰涎清稀,喘而气短,动则尤甚,畏寒肢冷,倦怠无力。舌胖大,苔白滑,脉沉细。治则:健脾胃,益肾阳。

治疗

1.主穴:大椎、肺俞。

2.配穴:丰隆(痰湿恋肺);曲池(痰热蕴肺);合谷(外寒内饮);列缺(肺脾气虚);太溪(肺肾阴虚);脾俞(脾肾阳虚)。

3.刺法:每次选主穴、配穴各1个。2周刺1次,多数患者治疗1～3次即愈。

笔者按

该患儿因服药太多,导致脾胃吸收功能紊乱,引发营养不良(中医的小儿疳积),从而迁延慢性支气管炎久治不愈。因为营养不良,病体抗病能力减弱,容易咳嗽,难以治愈。中医刺血疗法采用四缝穴点刺,挤出黏液,可以起到健脾消食、止咳化痰之效;刺大椎、丰隆,意在提高患儿免疫功能,化痰消炎。灸大椎、肺俞穴有扶正补肺之功。穴位的君臣佐使,相互配合,标本兼治,疾病趋愈。

(十二)中风

中风是一组以脑部缺血及出血性损伤症状为主要临床表现的疾病,又称"脑卒中"或"脑血管意外",具有极高的病死率和致残率,它主要分为出血性脑中风(脑出血或蛛网膜下腔出血)和缺血性脑中风(脑梗死、脑血栓形成)两大类。其中,缺血性脑中风是危害中老年人的常见病、多发病,主要包括短暂脑缺血发作、脑血栓形成和脑栓塞,其发病率约为出血性脑中风的3倍。它的发病主要是由于血管狭窄或闭塞,供血不足而致短暂脑功能障碍或使相应的局部脑组织缺血坏死所引起的,以偏瘫、失语等神经症状为主,少数患者可有意识障碍,但一般程度较轻。脑中风产生的原因是多方面的,用中医理论来讲其总的病机是本虚标实,在本为肝肾不足、气血衰少,在标为风火相煽、痰湿壅盛、气血瘀阻;同时又有兼寒兼热的区别,急性发病时多以标实为主,其中瘀血兼痰浊痹阻脉络为基本病机,故针对此病机确立了活血化瘀、芳香开窍之法。

病案:日本友人中风偏瘫后

2000年初,日本的相山中义先生突发脑中风,住进了东京某医院,在接受了近2个月的西医治疗后,主症仍未见好转。眼看着和自己患同样疾病的病友在医院住了半年,还躺在床上,生活不能自理,相山中义心里十分忧虑,只好将康复的希望寄予自己的第二故乡——中国。

相山中义原是生长在中国的日本人,是中国的养父母辛辛苦苦把他养大,并供他从小学读完大学,中年以后才回到日本,所以他对养育自己的中国有很深厚的情感,对中医也非常崇敬。他记得小时候自己生病,养父母总是带他看中医,几副中药喝下去,病就好了。所以,他漂洋过海,拖着半身不遂的身子,在孩子们的帮助下,回到他的出生地——合肥。

记得那还是初夏的一个早晨,我来到科里,刚穿上白大褂,就见诊室外有两个人扶着一位半身不遂的患者走了进来,经过询问才得知他是日本人。

我仔细地为他检查了肢体瘫痪的程度:右上肢肌力2级,活动障碍,右手肿胀不能做握拳、持物;右下肢肌力3级,可以在别人的搀扶下拖步行走;血脂、血压都偏高。

根据他的症状,为了能尽快地让他自己行走,也为了能让他信服中医、领略中国传统医学的神奇,我将刺血、针灸、刮痧综合运用,三管齐下。1个疗程(7天)结束,他的下肢肌力已达4级,不用人扶,自己拄拐能行走,肿胀的右手也可以握拳了,3个疗程完毕,生活可以自理。看着自己原本不能动的手指头可以灵活地解扣衣领上的纽扣,相山中义兴奋不已:"真没想到,中医如此神奇,要是我一直待在日本,这辈子都甩不掉拐杖了。"

中医辨证分型

1.阴风内动、肝阳上亢:半身不遂,患侧僵硬拘挛,头痛头晕,耳鸣面赤,舌红苔黄,脉弦有力。治则:育阴潜阳,祛痰熄风。

2.气虚血滞、痹阻脉络:肢体偏废,偏枯不用,肢软无力,肌肤麻木不仁,面色萎黄,苔白、舌淡、有瘀斑,脉细而涩。治则:通经活络,活血化瘀。

3.风痰阻络、舌暗不语:肢体麻木,言语不清,苔白脉弦滑。治则:化痰醒脑,开窍纠偏。

治疗

1.主穴:太阳、大椎、曲泽、委中穴。

2.配穴:风池、阳陵泉(阴虚风动、肝阳上扰);曲池、足三里(气虚血滞、痹阻脉络);金津玉液、哑门(风痰阻络、舌暗不语)。

3.刺法:每次选主穴2个,配穴2个。半个月刺1次,配合中药"补阳还五汤"

1日1剂。

4.治疗方法：①根据辨证分型，每次治疗选用4～6个穴位，针刺隔日1次。②选督脉、膀胱经刮痧，每周1次。③失语者：选金津玉液、哑门刺血，半个月1次。

笔者按

中医治疗中风偏瘫的原则：通经活络，祛瘀生新，补益气血，调节阴阳。治疗方法：先刺血，意在直接祛瘀，快速疏通经络，畅通血行，使瘫痪的肢体尽快得到通畅气血的濡养；督脉、膀胱经，手足三阴、三阳经大刮痧，旨在加速机体内瘀滞细胞的新陈代谢；艾灸腧穴完全是为了扶正祛邪。

本病致残率很高，刺血针灸早期治疗起效更快、更好。若病程过长，超过半年，栓子机化，偏瘫肢体肌肉僵硬，关节挛缩变形，功能则难以恢复。所以该病只要能做到早治疗，并且治疗方法恰当，偏瘫的治愈率还是蛮高的。

（十三）脑鸣

脑鸣是指以自觉脑内如虫蛀鸣响的自我感听为主要表现的脑神经疾病，常伴耳鸣、腰膝酸软、目眩等症状，多因脑髓空虚，或因火郁、痰湿阻滞所致，多发于中老年，女性多于男性。该病属西医学神经症、神经衰弱和癔症范畴，亦有少数因高血压、颈椎病、椎-基底动脉供血不足、脑动脉硬化、小灶性脑梗死或颅内肿瘤所致。日常生活中，很多人出现脑鸣现象不以为然，其实，脑鸣如果发生在年轻人身上，多数是由紧张压力等精神因素引起，属于功能性疾病；如果发生于老年人，多由脑供血不足引起。在睡眠不足、用脑过度及劳累时，就会诱发以上症状，主要表现为脑鸣、头晕和记忆力下降。患者多数有焦虑、烦躁不安、心慌、气急、胸闷等症状，有的患者还伴有颈部僵硬不适或肩背部不适感。

病案：脑鸣让她烦躁不安

刘某，女性，40岁，小学教师。因为教学质量好，她每年都被评为优秀教师，得到学生和家长们的一致赞美，家长们都希望自己的孩子能进她带的班。但同校老师羡慕而忌妒的目光，使得她倍感压力，整日茶不思，饭不想，夜不能寐，她感觉自己的精神都要崩溃了。

后来经人介绍，她来到我的诊室，只见她面色萎黄，容貌憔悴。自诉："自去年开始就一直感到脑子里轰轰作响，有时似风扇，有时似虫鸣，有时又像火车鸣，外边的环境越安静，脑子里的鸣响声就越大，严重影响睡眠和工作。维生素、镇静剂、神经营养药吃了不少，补脑口服液、疏肝理气丸等中药也都服过，可就是消不掉这令人烦躁的脑鸣。现在工作也坚持不下去了，病休在家。天天啥事不想做，急得脑鸣症状日趋加重，还伴有心慌气短、焦虑胸闷、记忆力下降。去医院做了各种检查，却查不出任何问题。可这脑子照样成天响个不停，我恨不能用头撞墙。

医生啊,我都快给逼疯了!"

"颈背疼痛吗?"

"颈背疼痛僵硬,腰也疼痛,尤其是在电脑前坐久了,就感到头昏脑涨,肩背腰酸痛。"

"去做个脑彩超检查和颈椎 X 片检查。"说完,我给她开出了检查单。

第二天一早,她就拿着检查报告单站在诊室门口等我。我接过报告单,脑彩超提示:大脑前动脉血流速度增快,颈动脉供血不足,小血管痉挛。颈椎 X 片示:颈椎生理弧度变直,增生;第 3、4、5、6 颈椎椎间孔变窄。

"你是颈椎病导致脑供血不足引起的脑鸣,不用太紧张,合理治疗会好的!"我的话让她深深地呼出了一口气,她说自己整个绷紧的神经,似乎因为我的话而放松了。

查到了病因,治疗也就有了明确的方向。选择大椎、肩井、风池刺血;颈肩背腰大刮痧。刺血后,她说:自己的颈肩背原先都硬硬的,像紧紧地绑了个东西,治疗后全身轻松多了。半个月后,进行第二次治疗:选用太阳、曲泽、阳陵泉刺血。以后隔天辅助针刺四神聪、肝俞、肾俞、三阴交、足三里、神门等穴。整个治疗过程刺血 2 次,针灸 10 次。这位老师的脑鸣完全消失了,所有症状都得到明显地改善。又继续针灸 5 次,头不晕了,脑不涨了,可以正常看书、学习,恢复了正常工作。

中医辨证分型

1.肾虚髓亏:脑鸣,耳鸣,健忘,肢体软弱,腰膝酸痛,或精少质稀、性欲低下,舌淡,脉弱。治则:补肾益髓。

2.气郁化火:脑鸣,耳鸣,烦躁易怒,胸胁胀闷,口苦口干,尿黄,舌红,苔黄,脉弦数。治则:清宣郁热。

3.痰湿内阻:脑鸣,耳鸣,身体肥胖,疲倦嗜睡,肢体沉重,恶心欲呕,胸闷咯痰,舌淡胖,苔白腻,脉滑。治则:燥湿化痰。

治疗

1.主穴:太阳、风池。

2.配穴:太溪、大椎(肾虚髓亏);肝俞、太冲(气郁化火);丰隆、脾俞(痰湿内瘀)。

3.治疗:每次刺血选主穴 2 个、配穴 1 个。肾虚者加艾灸大椎、命门;痰湿阻滞者,辅助中药陈皮 15g,淮山药 10g,煎水,口服,1 日 2 次。

笔者按

脑鸣是指自觉脑中有声音鸣响,祖国医学称之为"头响""头脑鸣响",古时称"白天蚁",中医学谓"头响",多与情志所伤、饮食不节、劳倦内伤等有关,主要责之肝、脾、肾 3 脏。该病案属于平素工作繁忙,压力太大,导致精神高度紧张,加上长期熬夜,耗损阴血,从而引起上述各种症状。我选用大椎、肩井、风池刺血,意在祛瘀活血;颈肩背腰大刮痧可疏通整个督脉、膀胱经;选用太阳、曲泽、阳陵泉刺血,有疏肝理气之用;针刺四神聪、肝俞、肾俞、三阴交、足三里、神门等穴,可醒脑开窍,安神解郁。刺血为主,辅助针刺刮痧,可快速祛瘀血、通脑脉、理气血、疏经络。血行通畅,供血充足,脑有所养,脑鸣自愈。

(十四)面肌痉挛

面肌痉挛即面部一侧抽搐(个别患者出现双侧痉挛),精神越紧张、越激动,痉挛越严重。由于面肌痉挛的初期症状为眼睑跳动,民间有"左眼跳财,右眼跳灾"之称,所以一般不会引起人们的重视,之后范围逐步扩大,多在数月后依次波及面部其他肌肉、口角直至颈阔肌。发作前多无先兆,发作时表现为肌肉快速频繁地抽动,每次发作数秒至数分钟,间歇期则一切如常人。面部的自主运动、咀嚼、瞬目或随意的表情动作可诱发面肌痉挛发作,并可因情绪激动、紧张、劳累或阅读时间过长等因素而加重,休息充足或情绪稳定时症状减轻。面肌痉挛病因不明,发病机制可能为面神经从脑干的发出部位受到椎-基底动脉系统异常走形血管的压迫而发生脱髓鞘病变,传入与传出神经纤维之间冲动发生短路,导致发生面部抽搐症状。另外,血管压迫造成面神经运动核兴奋性异常升高亦可能是面肌痉挛的一个病因。面肌痉挛可以分为两种:一种是原发性面肌痉挛;一种是继发性面肌痉挛,即面瘫后遗症产生的面肌痉挛。两种类型可以从症状上区分出来,原发性面肌痉挛,在静止状态下也可发生,痉挛数分钟后缓解,不受控制;面瘫后遗症产生的面肌痉挛,只在做眨眼、抬眉等动作时产生。

目前一般采用对症治疗,包括药物、射频温控热凝疗法、手术等治疗方法。

病案:面肌抽动,让他形象受损

一天上午,我院的一位医生介绍了一位音乐教授给我认识,这位教授患了面肌痉挛,久治不愈,希望我给他治疗一下。她告诉我:陈教授是省里的一级音乐指挥,家庭也十分幸福美满。可人生总有不如意的事情。这不,不知为何他突然患上了面部肌肉痉挛症。这种病不影响饮食睡眠,也不影响工作,但它带给人的痛苦是常人无法理解的。因为只要一紧张、一激动,或是和人交谈、面对镜头,他脸上的肌肉就会不停地抽动,甚至面部扭曲到说不出话来!

陈教授是音乐指挥,经常要面对观众和摄像头,面部抽动让他形象受损。北京的知名专家看得不少,中西药物也服用一大堆,就是没有明显的效果,陈教授痛苦极了,暂停了一切工作。

陈教授来到我的诊室,果真如描述的一样,他半张脸的肌肉就像通了电一样快速地抽动,瞬间正常的脸就变得扭曲了。

他快速地捂住脸对我说:"王大夫,你能治好我的脸吗?你都不知道我多痛苦,不能和其他人正面交谈,平时和人说话只能背对着人家,只要面对面,这脸上的肌肉就像中了邪一样地不停地抽动。唉！我怎么会得这种病呢?"他无奈而又郁闷地低头叹气。

"你不要太痛苦。人吃五谷杂粮如何不生病,有病不可怕,要有信心好好治疗,总会找到理想的治疗方法。"

就这样,我使出浑身解数,把各种针技一一用上,首先选择患侧面部的翳风、风池、太阳穴点刺,总出血量约 80 mL,后每穴嘱其艾灸 30 min,1 日 2 次。二次治疗选用患侧的四白、鱼腰、下关、合谷穴针柄灸治之。半月后辅助维生素 B_{12} 穴位注射疗法,隔日穴位注射 1 次,每次选择 4 个穴位,每个穴位注射 0.125 mg。两个疗程下来,陈教授脸部抽动的频率和幅度都小多了,和别人交谈时也无须用手捂脸,他高兴极了。

经过我的几次治疗,陈教授的面肌痉挛完全好起来了。他对我说:"自从病慢慢好了,我的心情也变得轻松了,不再像以前总是胡思乱想。"我笑着说:"生病了就好好治疗,就像生活中遇到困难正确面对就好了,胡思乱想是没用的。"他连连点头。

中医辨证分型

1. 风寒阻络:面肌抽搐,伴恶寒发热,舌淡红、苔薄白。治则:疏风通络,活血止痉。

2. 肝阳上扰:面肌抽搐,紧张或情绪波动可使症状加重,面红目赤、口苦咽干,舌红、苔薄黄。治则:平肝熄风,通络止痉。

3. 血虚风动:面肌抽搐,面色无华,失眠健忘,心悸怔忡,唇甲色淡,舌淡苔薄。治则:养血育阴,熄风止痉。

治疗

1. 主穴:翳风、太阳、大椎、风池。

2. 配穴:合谷(风寒阻络);太冲(肝阳上扰);足三里(血虚风动)。

3. 刺法:每次选主穴 2 个、配穴 1 个。风寒者加灸翳风、大椎、风池、足三里穴,每日 1 次,每穴灸 15 min。

笔者按

医生治好了患者的病并不奇怪,因为治病是医生的职责。对于面肌痉挛这个病,自从将陈教授治愈后,来找我治疗此病的患者也有很多,但不管我用什么办法治疗,也只能治到好转,无法达到完全治愈。由此可见,"同病异治,辨证为纲"的重要性,我仍在不断学习中。

(十五)假性球麻痹

假性球麻痹,是中枢性延髓麻痹的简称。因为延髓又叫延髓球,所以把延髓麻痹称为球麻痹,又叫真性球麻痹。延髓内的运动神经核团,或来自延髓的颅神经(包括咽神经、迷走神经和舌下神经),因病引起麻痹时,就会出现一组症状群。球麻痹主要表现为饮水进食呛咳、吞咽困难、声音嘶哑或失声等。所以,凡是病变直接损害了延髓或相关的颅神经者,称为真性球麻痹。而病变在桥脑或桥脑以上部位,造成延脑内运动神经核失去上部神经支配而出现的延髓麻痹,称为假性球麻痹。

球麻痹病因复杂,可由多种脑病引发,如脑梗死、脑出血、脑炎、脑外伤、脑变性病、脱髓鞘病、脑肿瘤等损伤相应脑组织而致病。其中,以脑血管病所致者最多。由于脑血管病发病率很高,故本症亦十分常见。球麻痹患者,轻者表现为饮食、言语困难;重者完全丧失饮食、语言功能,靠鼻饲维持生命,常因营养不良、继发感染而致死亡。

病案:中枢性延髓麻痹让他不能进食

李某,男,60岁,农民。得病前患者在田里栽秧,突然感到头晕,随即右侧上下肢不能活动跌倒在田里,舌根发硬,语言不清,口角歪斜,流口水,但神志尚清。家人将其急送至我院神经内科住院治疗。经脑CT检查,诊断为脑血栓。静注川芎嗪、丹参注射液等药物后,症状缓解。但3天后,患者出现失语、进食饮水呛咳、不能吞咽,无法进食任何食物,每天靠鼻饲供给流质。急请针灸科会诊。

查体:瞳孔等大等圆,脉搏72次/分,血压188/98 mmHg,颈软无抵抗,膝反射亢进,吞咽障碍,失语,腭垂(悬雍垂)居中,软腭上提无力,咽反射迟钝,舌肌无萎缩,脉弦滑,舌质红,苔微黄且滑腻。右半身软瘫无力,肢体麻木。既往有高血压病史。辨证为痰浊瘀血蒙闭清窍,元神之府失用而致喉痹。治宜醒脑开窍活络,化痰利咽通痹。

治疗取穴:大椎、百会、哑门、金津玉液。先刺大椎、哑门穴,出血量约50 mL;后刺百会、金津玉液穴。一个疗程结束,可以逐渐吃点面条、稀饭、馒头乃至米饭。刺血2次,针刺15次,患者的吞咽功能完全恢复正常。

中医辨证分型

1.肝肾阴虚:吞咽困难,眩晕耳鸣,五心烦热,低热颧红,头胀胁痛,视力减退,腰膝酸软,舌红少苔,脉弦细数。治则:补益肝肾。

2.肝阳上亢:吞咽困难,眩晕耳鸣,头目胀痛,头重脚轻,面红目赤,急躁易怒,失眠多梦,腰膝酸软,口苦、舌红脉弦。治则:平肝潜阳。

3.痰瘀阻络:吞咽困难,意识不清,或见紫斑、肿块,或出血色暗,舌白腻或紫黯有斑点,脉涩或脉滑。治则:豁痰开窍。

治疗

1.主穴:大椎、哑门、金津玉液。

2.配穴:太溪、太冲(肝肾阴虚);大椎、肝俞(肝阳上亢);丰隆、肺俞(痰瘀阻络)。

3. 刺法:首次治疗主穴全选,配穴根据辨证选取。虚症者加灸肾俞、大椎、足三里穴,每日 1 次。

笔者按

假性球麻痹病因复杂,可由多种脑病引发,其中以脑血管病所致者最多。本证可由湿热痰浊、阴虚阳亢等致病因素而蒙蔽清窍所致。其病机乃为窍闭神匿,导致喉舌机关不利。刺大椎、百会以醒脑开窍;刺哑门、金津玉液穴旨在利咽通痹;针刺诸穴有活血化瘀、通经活络之功。所以,选用刺血加针灸治疗该病,疗效优于单纯输液治疗。

(十六)眶上神经痛

眶上神经是三叉神经第一支的末梢支,较表浅。眶上神经痛是指眶上神经分布范围内(前额部)持续性或阵发性疼痛。眶上神经痛为经常间断性一侧或双侧球周、眶周不明原因灼痛或隐痛,眶上切迹处有明显压痛,但眼球及其附属器无器质性病变,为眼科常见病。眶上神经痛是指眶上切迹部,眶上神经通过病变所致的疼痛症状。

现代医学认为,眶上神经痛的发病原因是眼眶上缘完全由额骨构成,其内1/3处为眶上血管及神经通过处,内壁的后部由蝶骨体组成,其上有视神经孔,除视神经外,还有眼动脉、颈动脉丛的交感神经伴随穿过该孔,当眼眶受到外伤、刺激、炎症蔓延或邻近器官发生病变时,损害或波及眶上神经,故引起疼痛。祖国医学称之为"眉棱骨痛"。

眶上神经痛的典型症状是起病急,轻者眉棱骨隐隐作痛,重者疼痛剧烈,发作频繁,有时伴巅顶头痛,有时月经前后加剧,时痛时止、病程缠绵。祖国医学认为,该病是因肝火上炎、暴怒伤气、气滞血瘀、阻塞经脉、阴虚火旺、热盛生风,不通则痛。诱因多是精神紧张、劳累过度。

病案:眉棱骨疼痛扭曲了她的脸

兰馨,女,24 岁,别看她年轻,已是一家外企的部门经理。青春靓丽的她每天公务繁忙,应酬不断。年薪几十万,轿车代步,真的是生活富足、事业有成,周围小姐妹们每每投来羡慕的眼光,让她沾沾自喜,很是得意。然而近半年来,左眼的眉棱骨频繁阵发性疼痛扰得她心烦意乱。初起只是偶尔有点疼痛,用手揉揉即好,可最近疼痛越发加重,以前靠止痛片多能立刻缓解,但现在疼痛日趋厉害,虽然加大止痛片的剂量也增加了服药次数,但疼痛仍然明显,且疼痛呈阵发性,每日发作数十次之多。加之疼痛常突然发作,发作时局部抽搐,睁眼困难,痛苦万分。突如其来的剧痛让正在应酬的她五官扭曲,芳颜大变。为此,她四处求医,服用了各种西药如苯妥英钠、卡马西平,接受了间动电(疏密波)疗法、穴位封闭治疗,可收效甚微,疼痛依旧。

疾病让兰馨难以胜任原本的工作,她只能将应酬尽数推却,人也变得郁闷寡欢,沉默不语,失眠多梦,食不甘味。她只能每天用丝巾将头部疼痛处死死缠紧以求止痛,体重由过去的 102 斤下降至 78 斤。半年的疾病折磨,已让兰馨的美丽成为过去,原本青春靓丽的女孩变得瘦骨嶙峋、面容憔悴,见到她的人无不惋惜。

坐在我面前的兰馨,神情倦怠,愁容满面,体态消瘦,轻度贫血貌。在我耐心地询问下,她慢慢道出心里的苦楚:如果不是考虑父母的感受,她真的不愿痛苦地活着。我告诉她:此病并不难治,只是她选择的治疗方法不当,可以用刺血疗法试试,或许有效。她无奈而又怀疑地点点头。通过检查,我发现她的颈、肩、背肌僵硬压痛,左眼眶上切迹处压痛明显。颈椎正侧斜位片示:左斜位显示第 4、5 椎间孔狭窄,变小,生理弧度变直;脑彩超提示:椎-基底供血不足。

由此我判断出,她的眉棱骨疼痛与颈椎压迫导致脑供血不足有很大的关系。找到病因,治疗方案也就有了。首次治疗,我决定先刺大椎、肩井、风池穴。一周后,她告诉我疼痛感减轻,但疼痛次数没有减少。第二次刺血选阿是穴及左侧头部的晕听区。阿是穴刺出紫黑色瘀血 10 mL。治疗完毕,她大声地叫了起来:"啊! 不痛了呀,没有刺血之前还痛得很,这瘀血一出,好像里面堵的东西一下子去除了,头好轻松呀!"

为了巩固疗效,我嘱咐她要坚持来接受一段时间的针灸以巩固疗效。前后刺血 2 次,针灸 7 次,兰馨的眉棱骨疼痛彻底治愈,3 个月后随访,未再复发。

中医辨证分型

1.风邪外袭型:头痛连及目系眉骨,唇面偶有麻木,舌淡、苔白,脉浮弦。治则:祛风止痛,活血化瘀。

2.肝火上炎型:眉骨及头部疼痛,头晕耳鸣,目眩多梦,面目红赤,口干苔涩,尿黄、便秘,舌红、苔黄,脉弦数。治则:滋阴潜阳,降火熄风。

治疗

1.主穴:太阳、阿是穴。

2.配穴:风池、大椎(风邪外袭);曲泽、太冲(肝火上炎)。

3.刺法:阿是穴加配穴。阿是穴刺之要求出血量不能少于 30 mL,出血多一些,祛瘀效果显著。

笔者按

眉棱骨疼痛属于西医的眶上神经痛,多由感冒病毒感染所致,常与感冒同时发病,与吹风受凉、外伤刺激等因素有关,也可由过度疲劳、失眠或睡眠不足等因素引起。本例患者属于工作繁忙、应酬太多、日久疲劳、耗损阴血、休息不足而致头颈部气血运行失畅,局部经脉闭阻所致。故采用刺血疗法以祛瘀生新,疏通气血,即中医所谓的"不通则痛,通则不痛"。

(十七)重症肌无力

重症肌无力是一种慢性自身免疫性疾病,主要表现为肌肉无力。但是从发病机制来说,是神经和肌肉接头处的病。神经-肌肉接头部位因乙酰胆碱受体减少而出现传递障碍导致自身免疫性疾病,也可累及心肌与平滑肌,表现出相应的内脏症状。重症肌无力少数可有家族史。

重症肌无力分不同的类型,最常见的是眼睑下垂。本病具有缓解与复发的倾向,可发生于任何年龄,但多发于儿童及青少年,女性比男性多,晚年发病者又以男性多见。

病案:睁不开眼的眼肌麻痹

王某,女,38岁,乡村教师。半年前的一次感冒后,她逐渐感到双眼皮发沉,睁眼无力。当时她认为可能是教学任务繁重,批改作业时间太长致眼睛疲劳,未给予重视,自以为休息几日即可恢复。然而她眼睑无力的症状逐渐加重,睁眼越发无力,直至需用2根火柴棒将双眼撑开,方可视物。她无奈请假治病,后经中西药物治疗3个多月,症状似乎减轻了一些。可是才恢复上班一个月,眼睛又睁不开了,再吃各种药效果全无。经神经内科医生检查诊断为重症肌无力,采用西医方法治疗月余效果不明显,后经人推荐来我处接受刺血治疗。

主诉:双眼皮下垂,头晕头重,晨轻暮重,乏力倦怠,少气懒言,食欲不振,面色无华,舌苔薄白,脉细弱。首次治疗:选大椎、太阳、足三里穴刺之,艾灸大椎、足三里穴1日1次。半月后复诊:刺血后头晕头涨症状减轻,睁眼较之前有力,可以睁眼片刻,无须再用火柴棒撑住眼皮,但食欲不佳,仍乏力倦怠。二次治疗:选风池、尺泽、四缝穴刺之,四缝穴处挤出许多黏液。三诊:症状大大减轻,可以正常睁眼,只是力量比正常时稍微差些。改刺四缝、太阳、阳白。患者告知,自从刺了四缝穴后,回到家就想吃饭,现在食欲很好,一顿可以吃两碗饭。人胖了,也精神了。四诊:改为针灸百会、风池、肺俞、脾俞、阳白、合谷等穴,上述穴位不仅能巩固疗效,而且可以补气升提、健运脾胃。四诊后症状逐渐消失,1个月后随访,症状未再出现。

中医辨证分型

1.脾胃虚弱:补气升提,健运脾胃。

2.肝肾阴虚:补益肝肾,养阴清热。

治疗

1.主穴:大椎、太阳、曲泽、风池、阳白。

2.配穴:足三里、四缝(脾胃虚弱);太溪、太冲(肝肾阴虚)。

3.刺法:每次选主穴2个,配穴1~2个。

辅助治疗:艾灸大椎、百会穴,1日1次,每穴30min。

国医刺血疗法临床手记

笔者按

辨证分型是中医的一大特色,重症肌无力从辨证治疗入手效果很好。根据中医理论,本病主要与脾肾肝三脏关系密切。先天不足,后天失养均可诱发此病,尤其是脾胃与四肢肌肉的营养和功能活动密切相关,脾胃失调,易诱发该病。该患者证属脾胃虚弱,治宜祛瘀活血,健运脾胃,补气升提。首次治疗选用大椎、太阳、足三里穴刺之,艾灸大椎、足三里,意在改善头颈部气血瘀滞的状态,艾灸大椎、足三里,有振奋机体正气和温养脾胃的功能;二次治疗选四缝,旨在健脾消食,增强其消化功能;四诊改为针灸,一是为了巩固疗效,二是因为考虑刺血后机体修复需要一定的时间,刺血一般每个疗程限刺 3 次。如果患者体质偏弱,我们一般会根据患者机体虚弱的程度,辨证开出调理阴阳气血的滋阴补血方,供患者服用,从而达到扶正治本的功效。

(十八)煤气中毒

煤气的主要成分是一氧化碳,所以煤气中毒实际是指一氧化碳中毒。当人处在一氧化碳浓度较高的地方就会发生中毒,一氧化碳和氧气可以同时通过肺的通气进入肺部,再通过肺泡内的气体交换进入血液,氧和一氧化碳都能与血红蛋白结合,而一氧化碳与血红蛋白的结合能力大得多,这使得更多的血红蛋白与一氧化碳结合,又因为一氧化碳与血红蛋白结合后分离速度极慢,而血红蛋白的数量是有限的,这样就使氧失去了与血红蛋白结合的机会,不能被血液运输到组织细胞,造成组织细胞缺氧。我们的大脑是最需要氧气的器官之一,一旦断绝氧气供应,由于体内的氧气只够机体消耗 2 min,因此很快造成人昏迷并危及生命。

一氧化碳无色无味,常在意外情况下,特别是在睡眠中不知不觉侵入呼吸道,在肺泡进行气体交换,进入血液形成碳氧血红蛋白,并扩散至全身,造成人体中毒。煤气中毒时患者最初感觉为头痛、头昏、恶心、呕吐、软弱无力,当患者意识到中毒时,常挣扎下床开门、开窗,但一般仅有少数人能打开门,大部分患者迅速发生抽搐痉挛、昏迷。一氧化碳中毒后可见两颊、前胸及口唇呈樱桃红色,如救治不及时,可很快因呼吸抑制而导致死亡。

煤气中毒分型

1. 轻度中毒:患者可出现头痛、头晕、失眠、视物模糊、耳鸣、恶心、呕吐、全身乏力、心动过速、短暂昏厥。

2. 中度中毒:除轻度中毒症状加重外,口唇、指甲、皮肤黏膜出现樱桃红色,多汗,血压先升高后降低,心率加速,心律失常,烦躁,一时性感觉和运动分离(尚有思维,但不能行动)。

3. 重度中毒:患者迅速进入昏迷状态。初期四肢肌张力增加,或有阵发性强直性痉挛;晚期肌张力显著降低,患者面色苍白或青紫,血压下降,瞳孔散大,最后因呼吸麻痹而死亡。经抢救存活者可有严重并发症及后遗症。一氧化碳重度中毒患者的后遗症中,有神经衰弱、震颤麻痹、偏瘫、偏盲、失语、吞咽困难、智力障碍、中毒性精神病或去大脑强直。部分患者可发生继发性脑病。

病案:失恋让她选择用煤气自杀

在一次给学生的教学中,恩师给大家讲了一个用针灸治疗煤气中毒的真实病案。

恩师邻居家的三女儿,因感情问题,选择轻生,等到她母亲发现的时候,她已经不省人事,于是立刻喊来了恩师。

恩师过去一看,初步诊断是煤气中毒。便立即让邻居把女儿抱到客厅通风的地方,经测量,女孩体温为 37℃,血压 110/76 mmHg,脉搏 92 次/分,脉细弱。只见女孩的口唇呈淡淡的樱桃红色,瞳孔对光反射迟钝,神志模糊,大声呼之似有反应。经综合分析确诊为煤气中毒(一氧化碳急性中毒),恩师立即对她进行救治。

治疗:①以三棱针速刺十宣、太阳穴放血;②针刺取穴:人中、丰隆、涌泉、内关。

针刺手法:捻转刺入,用强烈短促的刺激,进针后迅速捻转,至患者神志清楚后出针。针后患者立即发出呻吟声,并时有咳嗽,面色转红,神志逐渐清醒,不断咳黏痰。停止针灸,嘱其家属制作一杯生萝卜汁让患者立即饮下,饮后须臾患者即嗳气、心胸舒畅,后调养 1 周左右完全康复。

恩师告诉学生们:针灸对于因煤气中毒而出现神志异常的患者,有醒脑提神、豁痰开窍的功效。选人中、涌泉二穴,针感极强,能速开上窍;取丰隆穴可以化浊痰、清污秽;选内关穴辅之以和胃降逆,治疗胸闷、恶心;针刺十宣、太阳穴放血,可泻血分之热、调节阴阳、开窍苏厥。而饮用生萝卜汁既有顺气、宽胸之功,又能将因煤气中毒而致的血红蛋白中的一氧化碳分离出来,从而达到解毒作用。

治疗

1. 主穴:十宣、太阳。

2. 配穴:人中、丰隆、涌泉、内关。

3. 刺法:选主穴速刺出血,选配穴捻转刺入,用强烈短促的刺激,进针后迅速捻转,至患者神志清楚后出针。

笔者按

对于煤气中毒的患者,应迅速将其移至空气新鲜处,并立即送往医院抢救,如果来不及送至医院,或在经过各种综合处理无效的情况下,采用针灸治疗或可拯救患者于垂危。若在针灸治疗的同时,配合一些现代医学的抢救措施,往往相得益彰,能够起到事半功倍的效果。

国医刺血疗法临床手记

（十九）哮喘

哮喘俗称"气喘病"或"吼病"，是一种发作性的肺部过敏性疾病，是在支气管高反应状态下，由过敏原或其他因素引起的广泛的气道狭窄疾病。发病一般有季节性，好发于秋、冬季，春季次之，夏季变轻或缓解。本病的发生还与地区和工种有关，农村较城市多，北方又比南方多。约半数患者在 12 岁前开始发病，儿童期男性比女性多，成年后差别不显著。

常见症状是发作性的喘息、气急、胸闷或咳嗽等，少数患者还可能以胸痛为主要表现，这些症状经常在患者接触烟雾、香水、油漆、灰尘、宠物、花粉等刺激性气体或过敏原之后发作，夜间和（或）清晨症状也容易发生或加剧，多数患者在哮喘发作时自己可闻及喘鸣音。症状通常是发作性的，多数患者可自行缓解或经治疗后缓解。哮喘反复发作可导致慢性阻塞性肺疾病、肺气肿、肺心病、心功能衰竭、呼吸衰竭等并发症。中医学将本病归属于"喘证""哮证""饮证"的范畴。哮喘发作与肺、脾、肾三脏有关，多因痰饮内伏、风寒袭肺、痰湿壅阻、肺失宣降所致。

病案：全家的哮喘病终于看到希望了

"王医生，我把老伴带来了，他得的也是支气管哮喘。3 年前，我劝他和我一起到你这里来治疗，他就是不相信！还说：没听说不吃药、不打针，光刺血贴药就能治好哮喘的，简直是天方夜谭！这不，看到我经过你精心的治疗，不再喘了，平常连感冒都很少有，他这才相信。这不，他非要我带着他到你这治疗，请王医生给他看看吧！"

说话的是一位年近 60 岁的大娘，记得她是 2013 年 11 月初来到我科。当时她患哮喘病已有好几年了，每天晨起咳喘，咳白色泡沫样痰，量多，夜里喘甚，平常走路稍快就感胸闷气急。若逢天气骤变，气喘还会加重。发作时必须口服氨茶碱、麻黄碱及抗生素才能暂缓症状，严重时需要去医院输液。平素形寒怕冷，手足不温，胃口不好，吃了不少中西药，效果都不明显。

大娘初来时面色萎黄，两目虚浮，神疲气短，腰膝酸软，舌黯红，苔白腻，脉濡滑。我分析大娘为宿痰恋肺，感寒即发，由肺失肃降、痰湿阻脾所致的哮喘症。本着宣肺平喘、化痰和中治标，健脾补肾、扶正祛邪治本的治疗原则，首次治疗我选择先刺大椎、肺俞、四缝以平咳喘健脾胃。刺血后她告知我白天不再咳喘了，食欲也大有好转。考虑老人患病已久，体质虚弱，我为她详细制订了冬补、夏治、春秋季化寒的一系列纯物理疗法的治疗计划。我们在夏季三伏天穴位敷贴，春秋季膀胱经刮痧，冬季穴位埋线。3 年过去了，老人家的哮喘彻底好了。她说："以前我比村里其他人容易感冒，现在村里人都感冒，我也没感冒。孩子、老伴都觉得你的方法太好了！我的女儿、小外孙也有哮喘，回头我把他们都带到你这里来治疗，希望王医生把他们都治好，我代表俺全家谢谢王医生了！"

中医辨证分型

1. 寒包火证：畏风恶热，喘咳、痰黏稠、色黄，苔黄边光红，脉弦滑数。治则：清金降火。

2. 肺热证：喘咳、咽喉干痒、咯痰不利，胸胁胀痛，舌苔黄腻，脉弦滑或沉数。治则：清肺理痰。

3. 瘀滞证：胸脘痞闷，怯寒神疲，气短喘促，痰吐不利，舌白苔浊腻，脉迟涩。治则：开胸利膈。

治疗

1. 主穴：大椎、肺俞、灸哮、膻中。

2. 配穴：少商、四缝、太冲、太溪。

3. 刺法：每次选主穴2个，配穴1个。

久咳者可点刺手太阴肺经鱼际穴处的青紫色静脉血管。

笔者按

支气管哮喘由于其发病漫长且复杂，被世界医学组织列为"四大顽症"之一。全世界约有近3亿人患哮喘。随着工业化进程和全球环境污染的加剧，哮喘的发病率直线上升。临床上小儿咳喘越来越多。西医治疗此证多是治标，如吸入糖皮质激素（简称激素）、白三烯调节剂、长效 β_2 受体激动剂（长效 β_2 受体激动剂，须与吸入激素联合应用）、缓释茶碱、抗 IgE 抗体及其他有助于减少全身激素剂量的药物等来控制和缓解哮喘症状。而我们采用穴位贴药、埋线、刮痧等物理疗法标本兼治，临床治愈率高达90%（无肺心病和肺气肿）。

（二十）晕动病

有的人会晕船、晕车、晕机，有的人则不会，为什么呢？因为我们的耳朵不仅用来倾听，还参与维持整个身体的平衡。耳朵按照解剖结构可以分为外耳、中耳和内耳。内耳前庭器是人体平衡感受器官，包括3对半规管和前庭的椭圆囊和球囊，可以感受各种特定运动状态的刺激。当汽车启动、加速、减速，船舶晃动、颠簸、电梯和飞机升降时，这些刺激使前庭椭圆囊和球囊的囊斑毛细胞产生形变放电，向中枢传递并感知。这些前庭电信号的产生、传递在一定限度和时间内不会使人们产生不良反应，但每个人对这些刺激的强度和时间的耐受性有一个限度，这个限度就是致晕阈值，如果刺激超过了致晕阈值就会出现眩晕症状，这就是晕动病。

一般来说，致晕阈值低的人内耳前庭系统相对比较敏感，因此更容易出现晕车、晕船等症状；致晕阈值较高者对车船启动、减速或晃动的耐受性则相对较高。每个人的耐受性差别很大，除了与遗传因素有关外，还受视觉、个体体质、精神状态以及客观环境（如空气异味）等因素影响，所以在相同的客观条件下，只有部分人出现眩晕症状。晕动病的症状有头晕目眩、不敢睁眼、面色苍白、胃脘部不适、恶心、呕吐等。

病案：刺血竟治愈她几十年的晕动病

李大娘育有两女一男，大女儿 6 年前嫁入省城。思女心切的她只能经常往返城乡两地，以解思念女儿之愁。孝顺的女婿每次都将丈母娘招待得舒舒服服，小夫妻俩都希望辛苦一辈子的母亲能经常来城里享享福。可遗憾的是，李大娘患有多年的晕动症，无论是大汽车、小汽车还是火车，就连拖拉机、小三轮她都不敢轻易坐。所以，每次合肥之行，对李大娘而言就是一场头与胃的"肉搏战"。只要车一开，人就立马开始发晕，晕得昏天暗地，不敢睁眼。紧接着胃肠道是一阵阵的紧缩，随即就翻江倒海般的恶心、呕吐，一直吐到下车为止，坐一次车就像害一场大病。今年 9 月，李大娘不得不又来合肥，因为她数十年的颈肩腰背疼痛病复发了，在家里睡了几十天，吃了不少药也没有效。女儿知道了，不由分说立马用车将母亲接到城里，第二天就搀扶着她走进我的诊室。X 线摄片检查显示：颈、腰椎退行性病变。首次治疗选用双侧委中穴刺之，拔出紫黑色瘀血 40 mL，又在大椎、太阳、风池穴上点刺，总出血量超过 80 mL。刺血完毕嘱其女儿回家用清艾条熏灸刺血点、印堂穴 20 min，1 天 1 次，连续艾灸 1 周，半个月后再行第二次治疗。10月中旬，母女俩又来了。女儿说："真的非常感谢您，王医生。我妈妈经您刺血后，腰背的疼痛大大减轻，可以正常行走了。更令人惊喜的是，自从那次刺血后，她回家坐车竟然不晕车了，不仅头不晕，而且也不恶心、呕吐了，今天我们是坐公交汽车来的，她一点都不晕，真是太感谢您了！"

治疗

1. 主穴：大椎、风池、太阳、曲泽。

2. 配穴：足三里（胃部不适）；内关、中冲（呕吐甚者）。

3. 刺法：每次主穴 3 个，辨证选配穴 1 个。

笔者按

40 余载的医生生涯中，我经常会遇到一些颈椎病患者，经过针灸、刺血治疗，他（她）们的临床症状消失后会说，不知为什么自己的晕车也好了。此时我的回答是：患有颈椎病的人，大多有脑供血不足症状，其中伴有颈胃综合征（除颈椎不适外，还伴有恶心、呕吐等胃脘症状）、颈脑综合征（除颈椎不适外，还伴有头晕目眩、耳鸣眼胀等脑部症状），坐车晕车，多因供血不足。颈椎病好转，脑供血正常，头自然不晕了，也就不会恶心、呕吐了。

为此，我在临床上还特地有意识地依照自己的推断，真的治好了不少晕动病患者。对于此类患者，我多数都是从疏通他（她）们的颈部血管、改善脑部供血入手，多采用刺血疗法，效如桴鼓。我的推断或许有些道理，但仍有待同道们的临床验证。

(二十一)颈心综合征

近年来,颈椎病的发生率有逐年增加之势,中青年患此病者也并不少见。颈椎病不仅令患者感觉颈部不适、活动受限,而且因颈部的骨质增生可刺激压迫交感神经,影响内脏,累及心血管系统,产生心前区疼痛、胸闷、心悸,心电图出现缺血性心肌改变、室性早搏或房性早搏,还可引起血压升高等症状,这些表现分别被称之为"颈性心绞痛""颈性心律失常""颈性高血压",统称为"颈心综合征"。发病人数超过心电图和血压、心律异常人群的40%。

颈心综合征一般多发生于中年人群,因为这个年龄段的人生活压力比较大,所以会造成颈椎劳损,颈椎病就变得很常见。颈心综合征的症状主要表现为颈椎之类的疾病和心脏方面的疾病,其症状跟冠心病非常相似,同样也会出现心悸或胸闷,胸部也会有胀痛或刺痛的感觉,而且疼痛的时间比较长,半小时到数小时不等,引起这种疾病的原因主要是由于颈椎的第7节和第8节神经受到刺激,而且这种疾病很多都会被误诊为冠心病或心绞痛。

颈心综合征引起的心前区疼痛称为"颈性心绞痛",心律失常称为"颈性心律失常"。除心前区疼痛外,还可有胸闷不适、心悸、气促等症状。此外,还可伴随血压升高,这与椎骨增生或椎间孔周围组织无菌性炎症,刺激交感神经有关。颈心综合征会引起臂丛神经的剧烈疼痛,可牵涉肩、臂,放射到手指。时间一长,甚至会引起相应肌肉萎缩,有时会出现下肢运动障碍,肢体或躯干麻木、无力、发抖、走路容易摔倒等症状。临床上治好了颈部疾病,心脏的问题也就解决了。

颈椎病临床分为5型,即颈型、神经根型、椎动脉型、交感神经型及脊髓型;还有一种特殊类型的颈椎病,即食管型颈椎病,比较少见。单一型颈椎病临床比较少,多为混合型。

病案:颈心综合征——病在颈项痛在心

一天早上,沈大妈同往日一样去菜场买菜,途中遇一熟人在后面跟她打招呼,她赶紧回头看,就是这一个回头,60岁的沈大妈突然感到头晕目眩、胸闷憋胀、心前区疼痛,之后被120急救车送进医院。心电图显示:冠心病,不稳定型心绞痛发作。住院输液,吃药打针,沈大妈在医院里足足折腾了1个多月才稳定下来。可是回到家以后,只要一劳累、颈部受了风寒、低头时间过长,她就立刻感到心脏不适、头晕恶心、胸闷气短。心血管科的专家给她开了不少治疗冠心病的药,可吃了仍不管用。之后她又找中医开了几十副中药,吃了也不管用。症状时好时坏,休息好了,症状就轻;累了,症状就加重。

经人介绍,沈大妈来到了我的诊室。我翻看了她的病例和各项检查报告单,并仔细检查了她的颈椎。根据她的主诉,我认为她的心前区疼痛与颈椎病有很大的关系。我让她先去拍几张颈椎X片,再做一个脑CT。颈椎报告单显示:颈椎

第6、7、8节骨质增生,第7颈椎椎间盘脱出。脑 CT 提示:椎-基底动脉供血不足。

治疗:刺大椎、风池、心俞、膻中穴,放出紫黑色瘀血约 60 mL,刺血完毕,沈大妈即感胸部轻松许多。嘱其1周刮痧1次(膀胱经、心经、心包经)。二次治疗:选肩井、尺泽、风府、太阳穴。经过两次刺血治疗,沈大妈的心绞痛症状完全消失,颈心综合征的诸多症状也大大减轻,只是偶尔有点头晕。查脉象:脉沉细,无力。舌质淡,苔薄白。辅助滋阴养血膏口服。嘱其继续坚持1周1次的刮痧治疗。两年过去了,沈大妈的心绞痛一直没有复发。

治疗

1. 主穴:大椎、肩井、心俞、膻中。

2. 配穴:风池、尺泽、太阳、风府。

3. 刺法:每次选主穴2个,配穴2个。

笔者按

一次偶然的回头动作,怎么能引出这么大的问题呢? 其实,沈大妈急性发作的心绞痛,症结不在心脏,而是在颈椎。因为沈大妈素有颈椎病,听见熟人招呼,一个急回头,增生的骨刺刺激了颈部的神经、血管,而致颈部血管收缩导致后循环尤其是维持平衡的小脑缺血,所以会出现头晕、站立不稳等脑部缺血症状。如果颈部增生组织刺激了颈部交感神经节、胸长神经,就会出现心慌、胸闷、心绞痛等症状。选用心俞、膻中穴刺血,意在改善疏通心肌的缺血状态;刺大椎、太阳穴是为了改善脑部、颈部的血液循环,加快心脏的供血;心经、心包经、膀胱经刮痧,旨在疏通心脏外在的经络通道,使新鲜血液能够进入心脏供给营养。所以,刺血治疗颈心综合征效果大大优于口服药物。

(二十二)溺水

人淹没于水中,呼吸道被水或泥草等异物堵塞被称为"湿溺"(致死率为70%~80%),淹溺短时内发生会厌、喉、气管反射性痉挛性堵塞呼吸道被称为"干溺"(致死率为 10%~20%),不论湿溺还是干溺均能导致窒息、通气障碍、严重缺氧、呼吸衰竭,甚至呼吸、心跳停止。病情濒危但未死亡者被称为"濒临淹死",死亡者被称为"淹死"。

由于溺水时间长短不同,病情轻重不一,时间短者即在喉痉挛早期(淹溺1~2 min)获救,主要为一过性窒息的缺氧表现,获救后患者神志多清醒,伴有呛咳、呼吸频率加快、血压升高、胸闷不适、四肢酸痛无力等症状。在喉痉挛晚期(淹溺3~4 min)获救则窒息和缺氧时间较长,可有神志模糊、烦躁不安、剧烈咳嗽、喘憋、呼吸困难、心率慢、血压降低、皮肤冷、发绀等征象。在喉痉挛期之后获救,则水进入呼吸道、消化道,临床表现为意识障碍、睑面水肿、眼充血、口鼻血性泡沫痰、皮肤冷白、发绀、呼吸困难，双肺有水泡音，上腹较膨胀。淹溺时间达 5 min 以上者表现为神智昏迷、口鼻血性分泌物、发绀重、呼吸憋喘，若淹溺时间再延长，症状会进一步加重，继而出现心音不清、呼吸衰竭、心力衰竭，以致瞳孔散大、呼吸心跳停止而死亡。

病案：自杀女性的背后

多年前，一个妇女跳河轻生，30 min 后被人发现，捞起时呼吸已停止。见此情况，围观群众立即通知了恩师。

知此状况，恩师和我带着针具，以最快的速度赶至河边。只见地下躺着的妇女四肢冰冷、皮肤发紫、口流白沫、面黑舌伸、腹部膨隆，经检查后发现其身体尚软，仍有微弱的心跳。

恩师立即让人将患者抬至一间空气流通的屋内，解开她的衣扣，取俯卧位，抬高腰部，使其头及胸部放低，侧头将口撬开，让其吐出腹内的积水，又让我快速针刺溺水者的会阴、人中、双侧少商穴。

针刺会阴穴时取截石位，进针 5 分，人中 2 分，少商针 1 分。均疾刺，以大幅度捻转、快速提插之泻法；紧接着选用刺血法：以三棱针点刺中冲穴，用力挤出约40 滴血。再以带来的细辛末（适量）吹鼻，以刺激患者打喷嚏。

治疗约 1 min，患者即长长叹出一口气，并慢慢睁开眼，缓缓转动眼睛，神志也渐渐恢复。恩师让我在其肾俞、关元穴上用大艾柱灸六壮，以温阳散寒、利尿行水。患者最终得救，完全清醒。周围的人们一片惊呼："不用打针，不用输液，也不要住院，更不用吃药，就这么扎扎针、灸一灸、刺点血，就把"死人"给救活了。""中医太不可思议了！"

后来恩师得知这名妇女轻生的原因是长期不孕，在给这位患者检查完身体后，发现她不孕的原因只是功能性宫寒，起因是她在青春期曾经掉进雪窝里，从那之后她的月经就一直不太正常，加上农村有些女子并不知道在月经期需要加强腹部保暖，所以宫寒的症状一直没有改善，导致不孕。

根据患者的状况，恩师给她做了全套的暖宫治疗：背后膀胱经、五脏六腑的俞穴、华佗夹脊穴做长蛇灸；肾俞、命门、关元、子宫穴隔姜灸；针刺脾俞、肝俞、太溪、太冲穴，以疏肝理气、补脾益肾。

3 个疗程结束后，恩师嘱咐患者继续艾灸关元和肾俞穴。半年后，患者来信告知她终于怀孕了，全家人都高兴得不得了！

治疗

1. 主穴：会阴、人中、少商。

2. 配穴：中冲。

3. 治法：①针刺取穴：会阴、人中、少商；②手法：针刺会阴穴取截石位，进针 5分，人中 2 分，少商刺 1 分，均疾刺，以大幅度捻转、提插之泄法。③刺血：中冲刺血,挤出 30 滴血滴。④以细辛、半夏(适量)为末,吹鼻取喷嚏,得嚏可治,无嚏不治。

笔者按

溺水较多见于农村青少年,多在夏季游泳、玩水时发生,大量水液被吸入肺、胃,若不及时抢救,常导致窒息死亡。运用针刺急泻会阴、少商,以开提肺气而拯救窒息患者,中冲点刺强挤出血,以振奋心跳功能,人中为急救要穴,可醒脑提神。有临床资料显示,一般以心搏动仍存在者获救希望较大,若针刺会阴穴后 2~3 min仍未能苏醒者,则难以救治。

本例在针灸治疗的同时,采用药物吹鼻嚏法,该法为苏醒开窍的一种急救方法,对于窒息的患者有较好的疗效。药物常选细辛半管为末,或用胡椒粉亦可。

该病案摘录于恩师急诊篇章,供同道们临床参考。

(二十三)呼吸骤停

呼吸骤停是指血流不能自然流出和流入心脏,心脏和肺停止活动。心脏不搏动,人停止呼吸。导致心跳、呼吸骤停的因素有很多,包括中风、药物过量、心脏病发作、溺水、窒息、失血、电击、一氧化碳中毒、手术麻醉意外等。

呼吸骤停的急救方法有以下几种:

1.迅速解开患者衣服,清除口内异物,有舌后坠时用手将舌拉出。

2.患者需取仰卧位,头尽量后仰。

3.立即对患者进行口对口人工呼吸。方法:患者仰卧,施救者一手托起患者下颌,使其头部后仰,以解除舌下坠所致的呼吸道梗阻,保持呼吸道通畅;另一手捏紧患者鼻孔,以免吹气时气体从鼻逸出。然后施救者深吸一口气,对准患者口部用力吹入,直至胸部略有膨起。之后,施救者头稍侧转,并立即放松捏患者鼻孔的手,任患者自行呼吸,如此反复进行。成人每分钟吸气 12~16 次,吹气时间宜短,约占一次呼吸时间的 1/3。吹气时观察患者胸廓是否有扩张,若无,需检查患者呼吸道是否通畅,以确定吹气是否得当。如果患者牙关紧闭,施救者可改用口对鼻吹气,其方法与口对口人工呼吸操作基本相同。

病案:呼吸骤停的刺血治疗

洪某,男,39 岁,在一家钢厂工作。一天,下夜班的洪某在回家的路上被突如其来的大暴雨浇得浑身湿透,第二天即感到头痛、发热。他本以为只是普通的伤风感冒,吃点药,扛一扛就过去了。谁知高热 2 d后,又恶心呕吐,随即被送往医院,经西医诊断为腹膜炎,给予综合疗法治之。在治疗的过程中,洪某突然出现昏迷,呼吸骤停,但仍有心脏搏动,血压偏低。医生当即予以尼可刹米等呼吸兴奋剂注射,但抢救 2 h未能恢复呼吸。特急请针灸科会诊。

诊其:不省人事,身热肢厥,面色发绀,无气息,脉微弱细数。中医辨证:证属大厥。治则：疏解肺经郁热，辅以开窍催苏。

恩师当即决定刺血治之。治法：①刺血：少商穴，点刺出血。②针刺取穴：人中、合谷穴。

经上述治疗仅1 min，患者呼吸恢复，神志渐清，继续调治周余即痊愈出院。

治疗

1.主穴：少商。

2.配穴：人中、合谷。

3.治法：①双少商穴刺血出血约30滴；②针刺人中、合谷。

4.手法：用短粗针快速进针，而后轻插重提，频率宜快不留针。

笔者按

《素问·调经论》中曰："血之与气，并走于上，则为大厥，厥则暴死，气复反又生，不复反则死。"临床某些暴厥，用现代医学的一系列抢救措施，有时尚不能奏效。此时运用刺血、针灸或中西医结合等方法抢救，往往可提高患者的生存概率。

恩师指出：对于任何原因引起的高热壅阻肺络，均应点刺肺经的井穴——少商放血，以开肺窍，急退其热。如《肘后歌》中曰："刚柔二痉最乖张，口噤眼合面红装，热血流入心肺腑，须要金针刺少商。"人中穴为急救猝死之要穴，《肘后歌》中谓："救猝死尸厥方……针人中至齿立起。"手阳明合谷穴，乃为回阳九针之一，《针灸秘籍纲要》中曰："凡暴亡诸阳欲脱者，均宜治之。"

（二十四）中暑

中暑是指长时间暴露在高温环境中或在炎热环境中进行体力活动引起机体体温调节功能紊乱所致的一组临床症候群，以高热、皮肤干燥以及中枢神经系统症状为特征。体温达41℃是预后严重不良的指征，体温超过40℃的严重中暑病死率为41.7%；若超过42℃，病死率为81.3%。

中暑分为先兆中暑、轻症中暑、重症中暑。先兆中暑、轻症中暑者有口渴、食欲不振、头痛、头昏、多汗、疲乏、虚弱、恶心及呕吐、心悸、脸色干红或苍白、注意力涣散、动作不协调、体温正常或升高等症状。重症中暑包括热痉挛、热衰竭和热射病。

病案：中暑之后

苏某某，女，农民。夏季的一天，气温很高，天气酷热。因为正逢稻子收割之际，为了能很快攒到孩子们的学费，苏某某顶着酷暑在田里不知疲倦地劳作着，割着割着，她突然感到浑身发热、头晕、烦渴、胸中闷胀，随即回家，不料走到半路时突然昏倒，不省人事。幸被路人发现，紧急将她送到医院。

诊时：血压110/70 mmHg，体温：40.2℃，神昏，肌肤灼热，口唇干燥，舌红苔黄，脉洪数。中医辨证：暑热蒙心。治则：开窍醒脑。

治疗：①将患者置于阴凉通风处；②十宣、曲泽速刺出血；③针刺人中、劳宫、涌泉、合谷穴。快速进针，用强刺激泻法，捻转 5 min，留针 30 min。

针刺 3 min 后，患者神志转清，体温下降，仍头痛、口渴。待针刺完毕，患者体温降至 38.2℃，头痛轻微，口微渴，停止针刺。经辅助治疗 2 日体温恢复正常后，出院。

中医辨证分型

1. 暑入阳明：突然高热，头痛头晕，汗多口渴，苔黄燥，脉洪数。治则：清暑泄热。

2. 津气欲脱：发热骤降，大汗不止，心烦口渴，精神倦怠，脉虚无力，苔薄脉弱。治则：益气，生津，固脱。

3. 暑伤津气：发热心烦，自汗口渴，神疲倦怠，苔少，脉虚无力。治则：清暑泄热，生津益气。

4. 暑热动风：发热，肢体抽搐，牙关紧闭，神昏不醒，脉象弱数。治则：平肝熄风。

治疗

1. 主穴：十宣、曲泽。

2. 针刺配穴：人中、劳宫、涌泉、合谷。

3. 治法：①将患者置于阴凉通风处；②刺血：十宣、曲泽速刺出血；③针刺：人中、劳宫、涌泉、合谷穴。

4. 针刺手法：快速进针，用强刺激泻法，捻转 5 min，留针 30 min。

笔者按

中医认为夏季暑气当令，气候炎热，人若长时间在烈日或高温下劳作，伤及气阴，暑热之邪乘机侵入而发病。发生中暑时，应尽速急救，以免引起休克及肾脏功能衰竭等并发症。

刺血治疗中暑，速刺十宣、曲泽放血，以泄血分之热；针刺可以醒脑开窍。至体温下降后即可停止针刺，辅以补液等对症支持疗法。

（二十五）毒蛇咬伤

毒蛇口中的毒腺分泌出的毒液，主要由多肽和多种酶组成。蛇毒可分为神经毒素和血液毒素，前者对中枢、周围神经、神经肌肉传导功能等造成损害，引起惊厥、瘫痪和呼吸麻痹；后者可对心血管和血液系统造成损害，引起心律失常、循环衰竭、溶血和出血。毒蛇咬伤主要见于我国南方农村、山区，夏秋季节发病较多。

1. 神经毒素致伤的表现：伤口局部麻木，知觉丧失，或仅有轻微痒感，伤口红肿不明显，出血不多，约在伤后半小时觉头昏、嗜睡、恶心、呕吐及乏力，严重者出现吞咽困难、声嘶、失语、眼睑下垂及复视，最后可出现呼吸困难、血压下降及休克,致使机体缺氧、发绀、全身瘫痪,如抢救不及时,最后会出现呼吸及循环衰竭,患者可迅速死亡。神经毒素吸收快,危险性高,又因局部症状轻,常被人忽视,咬伤后的第1至2天为危险期,一旦渡过此期,症状就能很快好转,且治愈后没有后遗症。

2.血液毒素致伤的表现:咬伤的局部皮肤组织迅速肿胀,并不断向近侧发展,伤口剧痛,流血不止,伤口周围的皮肤常伴有水泡或血泡,皮下瘀斑,组织坏死,严重时全身广泛性出血,如结膜下瘀血、鼻衄、呕血、咯血及尿血等,个别患者还会出现胸腔、腹腔出血及颅内出血,最后导致出血性休克,患者可伴头晕、恶心、呕吐及腹泻、关节疼痛及高热。由于症状出现较早,一般救治较为及时,故死亡率低于神经毒素致伤的患者,但由于发病急,病程较持久,所以被毒蛇咬伤后的危险期也较长,治疗过晚则后果严重,治愈后常留有局部及内脏的后遗症。

3.混合毒素致伤的表现:兼有神经毒及血液毒的症状,从局部伤口看类似血液毒致伤,如局部红肿、瘀斑、血泡、组织坏死及淋巴结炎等;从全身来看,又类似神经毒致伤,此类伤员死亡原因仍以神经毒为主。

病案:夫妻双双被毒蛇咬伤

几年前的一天早上,我和恩师刚走出食堂大门,就被几个农民给包围了,他们七嘴八舌说了半天我们总算听明白了:有人被毒蛇咬伤住进县医院一天了,经西医常规处理后,症状不但没有改善,反而加重了,受伤的是一对老无所养的孤弱夫妻,也是生活在最底层的贫困人家。

正当我和恩师向医院走去时,正巧迎面碰上前来请我恩师去给他们会诊的护士。我们跟随她来到病房,恩师经过问诊后得知:昨天一大早,这两位老人(均年近70岁)相伴去附近的一个小山坡,想捡一点枯枝和干草用作煮饭的柴火。

"啊呀……"走在旁边的老伴突然一声大叫,老汉吓坏了,随即顺着老伴手指的方向看过去,一条蝮蛇在老伴的左脚踝上咬了一口,老汉想也没想,抬起一脚,想把这条蛇给踢开,可是年纪大了力不从心,蛇没踢着,自己的右脚背反而被蛇咬了一口。好在被过路人看见,立即将老两口送到医院。

经当地县医院一般处理后,两人疼痛减轻。但第二天早上医生查房时发现,两位老人一直在痛苦地呻吟着,经查看,两位老人的伤口肿胀已蔓延至膝关节以上,伤口颜色紫暗,周围有数枚小水泡,疼痛明显,且患者畏寒怕冷,精神萎靡,头晕目眩,吐字不清,所以急请我们省里来的专家会诊。恩师看完他们的病历后,又仔细检查了他们的伤势,便让我立马取针。

1.恩师先后在两患者健侧的左右脚上针刺八风穴及三阴交穴。用泻法,不留针,八风穴针尖向上斜刺约1寸。

2.患侧八风穴用三棱针点刺放血,并将水疱刺破放液。

3.外敷药方:鹅不食草(现采)150 g、白酒 30 mL、雄黄 15 g、红糖 30 g、人乳

国医刺血疗法临床手记

100 mL。以上诸药共置于搪瓷缸中捣成糊状,敷于伤口及肿胀处,干后即用杯中药汁润之,每日早晚各换药1次。

治疗后的第二天,我和恩师再次去病房查看患者,发现患者伤肢肿胀已消大半,疼痛减轻,说话已经清楚,头晕目眩的症状也减轻了。恩师告知我,可以停止针刺和放血,但还得继续外敷药物,药方同上。

如此又治疗了3 d,患者伤肢的肿胀全消,伤口干燥结痂,无痛痒,精神明显好转,眩晕减轻,嘱其继续休息几天。7 d后伤口自然脱痂痊愈。

治疗

1. 主穴:八风(本穴在五趾的趾缝间,左右共8个穴)、阿是穴。

2. 针刺配穴:三阴交、八邪。

3. 治法:①针刺患侧八风穴,用泻法,不留针。针刺时,针尖向上斜刺约1寸。②刺血:患侧八风穴点刺出血,阿是穴点刺出血。③外敷中药方:鹅不食草(现采)150 g、白酒30 mL、雄黄15 g、红糖30 g、人乳100 mL。以上诸药共置于器皿中捣成糊状,敷于伤口及肿胀处,药糊干了,即以杯中药汁润之,每日早晚各换药1次。

笔者按

根据祖国医学理论,蛇毒咬伤的临床表现可归纳为三大类,即风症(以神经毒素症状为主)、火症(以血液毒素症状为主)和风火兼症(以混合毒素症状为主)。对因毒蛇咬伤的患者应采取紧急救治措施。

1. 早期结扎:被蝮蛇咬伤后,立即在伤口上方超过一个关节处结扎(如手指被咬,扎指根;若咬伤小腿,扎在膝关节的上端),可用柔软的绳子或布带,或就近用稻草或适用的植物茎叶进行结扎,松紧度以阻断淋巴、静脉回流即可,以不妨碍动脉血流为宜。动作要迅速,在咬伤后2～5 min完成,每隔15～20 min放松1～2 min,以免肢体因血循环障碍而坏死。在应用有效的蛇药或抗蛇毒血清后除去结扎带。

2. 冲洗伤口:结扎后应立即用井水、河水或冷开水加盐、肥皂水冲洗伤口,有条件的话可以用过氧化氢、呋喃西林溶液(1∶5000)或高锰酸钾溶液(1∶1000)冲洗几次,以去除伤口周围的蛇毒,补充组织中的氧气,将一些毒素氧化,以减轻中毒症状,防止局部感染。

3. 刀刺排毒:在经过冲洗处理后,应用干净的利器或消过毒的小刀、三棱针在蛇伤牙痕处挑开至皮下,以排出蛇毒。针刺时不宜过深,以免损伤组织致毒素扩散。咬伤四肢而又肿胀严重时,分别针刺八邪或八风穴。用已消毒的凡士林纱布涂擦针刺部位,使患肢减压。也可用吸奶器、拔火罐及电动吸引器对准伤口吸毒,这对减轻中毒症状有一定疗效。

4. 针灸结合中草药治疗毒蛇咬伤,疗效较好,若伤上肢者,针刺八邪穴并放血;伤下肢者,针刺八风穴加放血以解毒止痛;针刺三阴交穴以利湿消肿,配合外敷中草药,若治疗及时,常于3～5d即愈。

(二十六)中风闭证

中风闭证,指脑窍闭塞,人事不知,昏迷不醒。闭证分热闭、寒闭。《医宗必读》中曰:"凡中风昏倒……最要分闭与脱二证明白。如牙关紧闭,两手握固,即是闭证。"

中风闭证为中风重危证型之一。证见卒然口噤、目张,两手握固,痰壅气塞。闭证宜开,用苏合香丸、牛黄丸、至宝丹、活命丹之类。

中医治疗中风时需先明辨属闭证还是脱证,因为二者的病机不同,治疗方法也有很大差异。①闭证可分为热闭和寒闭。热闭者:昏迷不醒,喉中痰鸣,面赤体硬,牙关紧闭,大便秘结,治疗宜凉开;寒闭者:昏迷不醒,痰声辘辘,面色苍白,四肢不温,治疗宜温开。②脱证有脉微、汗出、肢厥三大主症,患者多神昏深沉,情志恍惚,面色惨淡失神,气息急促低微,肢体松弛无力。

病案:中风闭证的刺血、针灸治疗

杨某某,男,53岁,干部。由于工作性质,几乎每天都有应酬。有时竟然一餐赶两三场。这样的生活使得他在不知不觉中患上了高脂血症、高血压病。

天有不测风云。一天,他走路时突然昏倒在地,右半身偏瘫,语言不利,被路人急送医院。

查体:血压220/120mmHg,半昏迷,病侧瞳孔散大,对光反应迟钝,右侧肢体迟缓性瘫痪。脑脊液检查:压力增高。诊断:脑出血。入院后经降颅压等治疗后症状无好转,特请恩师会诊。

初诊:神志模糊,口眼歪斜,右侧肢体瘫痪,面赤气粗,喉中痰鸣,牙关紧闭,痰涎壅盛,二便未解,舌苔黄腻,脉弦滑数。中医辨证:肝阳上亢,痰蒙心窍(闭证)。

治则:平肝熄风,豁痰开窍。①刺血:十二井、金津玉液速刺出血,隔日1次;②针刺:人中、风池、哑门、合谷、丰隆穴;③针刺手法:紧按慢提,提插幅度小,施以轻而短的刺激,不留针,每日1次;④内服苏合香丸。

次晨二诊:血压200/110mmHg,余症同前。治疗同上。

三诊:经上法治疗6次,血压降至180/100mmHg,神志已清,右下肢稍能活动,牙关已开,能说一两个单词,痰涎明显减少,面瘫好转。但有时哭笑无常,性情急躁。

治则:①针刺:风池、颊车、翳风、合谷、足三里、丰隆、哑门。手法:哑门穴同上,余各穴凡患侧均"随而济亡(补法)",健侧"迎而夺之(泻法)"。②内服中药:补阳还五汤化裁,每日1剂。

1周后四诊:上法治疗1周后,血压为160/90mmHg,情绪安定,痰涎消失,能扶物行走,右上肢摄物不紧,活动受限,面瘫不明显,语言依然不利。

继上法又治疗 1 周,偏瘫大有改善。患者要求回家门诊针灸治疗。院方同意其出院,嘱其在治疗期间避免激动、寒冷、过饱等,以防复发。

中医辨证分型

1. 阳闭:肝阳暴亢,阳升风动。突然昏倒,不省人事,牙关紧闭。口噤不开,两手握团,大小便闭,面赤身热,气粗、口臭,躁动不宁,舌苔黄腻,脉弦滑而数。治则:平肝熄风。

2. 阴闭:痰浊阻络,蒙闭清窍。突然昏倒,不省人事,舌强言蹇,口眼歪斜,面白唇暗,四肢不温,痰液壅盛,舌苔白腻,脉沉滑。治则:化痰开窍。

3. 脱证:元真失守,阳虚气脱。双目紧闭,口张,手撒,遗溺,鼻鼾,呼吸微微,汗出痰壅,四肢厥冷,脉象细弱。治则:温阳回逆。

治疗

1. 主穴:十二井、金津玉液。

2. 针刺配穴:人中、风池、哑门、合谷、丰隆。

3. 治法:①刺血:十二井、金津玉液速刺出血,隔日 1 次;②针刺:人中、风池、哑门、合谷、丰隆穴;③针刺手法:紧按慢提,提插幅度小,施以轻而短的刺激,不留针,每日 1 次。

笔者按

祖国医学之中风,即现代医学所说的脑血管意外。临床一般以脑出血、脑血栓最为多见。该病发病急骤、病势危笃,以意识障碍、肢体瘫痪,或伴有语言不利为主证。

本例以其临床表现当属中风之闭证,故治疗以平肝熄风、豁痰开窍为主。选用十二井、金津玉液速刺出血以清热泻火;针刺人中、风池、哑门、合谷、丰隆穴以开窍醒脑。待神志清楚后,再根据语言不利、口眼歪斜、肢体瘫痪而选取相应穴位,以期活利舌本、和营通络。若遇中风之脱证,则点刺十二井穴,不放血,重灸关元、气海穴,配合内服参附汤以回阳固脱。

二、泌尿外科

(一)血尿

血尿是指离心沉淀尿液中每高倍镜视野中的红细胞数大于等于 3 个,或非离心尿液中每高倍镜视野超过 1 个红细胞,或 1 h 尿红细胞计数超过 10 万,或 12 h 尿沉渣计数超过 50 万,均示尿液中红细胞异常增多,是常见的泌尿系统症状。血尿的致病因素有泌尿系炎症、结核、结石或肿瘤、外伤、药物等,这些对机体的影响甚为悬殊。轻者仅镜下发现红细胞增多,称为"镜下血尿";重者外观呈洗肉水样或含有血凝块,称为"肉眼血尿"。通常每升尿液中有1mL血液时即肉眼可见,尿呈红色或呈洗肉水样。

临床上发现红色尿后,首先要分清是真性血尿还是假性血尿。有些药物可以引起红色尿,如氨基比林、苯妥英钠、利福平、酚红等,需与真性血尿区别开来。近年来,无明显伴随症状的血尿患者有增多趋势,他们大多为肾小球性血尿患者,已广泛引起临床重视。

血尿在祖国医学文献中也早有记载,一般以痛为血淋,不痛为尿血。

病案:血尿的刺血、针灸治疗

恩师的这一例病案,发生在1978年的3月。那是一个姓徐的农民,女性,26岁。她20岁结婚生子,26岁的她就已经是3个孩子的妈妈了。那个年代还属于物质贫乏时期,一天的劳动报酬也就是几毛钱。1对夫妻、3个孩子,5张嘴要吃饭,全靠他们小夫妻俩披星戴月地从土里刨食来解决,其中的辛苦不言而喻。所以,为了能让家里的生活过得好一些,小徐是一分钟也不让自己歇着,干完队里的公活,还得去自己的自留地里种菜。每天都干到天黑才勉强直起身子捶捶腰背,回家做饭。

人人都说年轻是资本,但是再强大的资本也经不起过度的消耗。终于,小徐生病了,她一开始只是感到腰酸背痛,但只要捶一捶腰背也就缓解了,所以她也就没当一回事。可渐渐地,她感到小便变多了,十几分钟就得去一次厕所,每次总有尿不干净的感觉,后来还出现了尿道口疼痛、发热、尿中带血的症状。这下把她给吓坏了,这时她才感觉不去医院是不行了,所以在丈夫的陪同下去了县医院住院接受治疗。但在医院做了各种检查后,也没有查出血尿的病因,所以医院只能是给予常规的对症抗感染治疗,可输了半个多月的液,小徐尿血的症状依然没有缓解,其余症状也未见好转。无奈之下,小徐来到省城求诊于恩师。

小徐的就诊时间是1978年3月21日。据恩师的病历记载:患者小便频,带血,尿色鲜红,无尿痛,时已20余天,曾在外院予以抗感染治疗,无效。就诊时,患者面色苍白,自诉尿频数,有灼热感,口苦、口干、少津,常欲饮冷,腰背酸楚,神疲乏力,睡眠欠佳,舌质红绛,脉细微数。

尿常规检查:尿蛋白(＋),白细胞(＋＋＋),红细胞(＋＋),脓细胞(＋＋)。

中医辨证:湿热下注,营血妄行。

治疗原则:清利湿热,凉血止血。

治疗方法:刺血膀胱俞、中极,患者刺血后次日,尿色透明清晰,未再出现肉眼血尿。改为针刺疗法,取太冲双、阳陵泉双、膈俞双穴。快速进针,多捻转,得气后行震颤手法,不留针。

二诊:3月28日。经针刺治疗1周后,尿血停止,尿频、尿急的症状大大减轻,夜间已能安寝,精神转佳。复查尿常规:尿蛋白(＋),红细胞(－),白细胞少许,脓细胞(－)。

治疗方法同上,继续针刺1周。诸证完全消失。再次复查尿常规:尿蛋白(－),红细胞(－),白细胞少许,脓细胞(－)。随访半年未复发。

中医辨证分型

1.膀胱湿热证:小便灼热疼痛,尿血鲜红,身热夜甚,口苦口干,舌红,苔黄腻,脉数。治则:清利膀胱,凉血止血。

2.心火热盛证:尿血鲜红,小便短黄、灼热疼痛,心烦失眠,面赤口疮,口渴引饮,大便秘结,舌尖红赤,苔黄,脉数。治则:清心泻火,凉血止血。

3.血热动血证:尿血鲜红,高热烦躁,口渴饮冷,身见斑疹或衄血,大便干结或便血,舌红绛,苔黄干,脉数。治则:清热解毒,凉血止血。

4.阴虚火旺证:小便短赤带血,头晕耳鸣,颧红潮热,心烦口渴,腰膝酸软,舌质红,苔少,脉细数。治则:滋阴降火,凉血止血。

5.脾肾气虚证:久病尿血色淡红,小便频数,头晕耳鸣,面色不华,体倦乏力,气短声低,食少腹胀,腰脊酸痛或兼齿衄、紫斑,舌质淡,脉细弱。治则:补益脾肾,养血止血。

治疗

1.主穴:太冲、腰俞、阴陵泉、膀胱俞。

2.配穴:中极(膀胱湿热);膈俞(血热动血);太溪(阴虚火旺);血海(脾肾气虚)。

3.刺法:选主穴2个,配穴1个。

笔者按

本例尿血的原因为湿热瘀阻膀胱,损伤脉络,致血溢脉外,故血色鲜红;舌质红绛乃阴虚、内热湿滞之象;腰酸乏力为病将累及脾肾;口苦喜冷饮,当肝胆之火尚盛。施以刺血,意在快速祛除血中湿热,凉血止血。

针灸治疗,取足厥阴肝经之太冲穴,足少阳胆经的阳陵泉,以疏肝利胆以清湿热,配合足太阳膀胱经之膈俞穴,其为八会穴之一的"血会膈俞",如《类经图翼》中云:"此血会也,诸血病皆宜灸之。"诸穴相配,具有清肝利胆、疏导湿热、凉血止血之功。盖因本例尚以实热之证为主。

恩师治病的高明之处在于他选穴精准,对症明确,手法独特,快速进针,多捻转、得气后行震颤手法,不留针,所以疗效甚佳。

笔者于临床,只有在给孩子治病时,多选用快速进针,捻转提插三下,不留针。但对于此类患者从未想过不留针! 遗憾的是,30余年的从医生涯中,我并没有遇见一例血尿患者,也就没有对于此证的治疗心得。

所以,我只能把恩师的病案记下,一是想告诉大家,针灸可以治疗很多西医解决不了的问题;二是希望恩师的治病理念和方法不被湮没;三是告知同道,以供借鉴。恩师说:对于单纯血尿的患者针刺无须留针,但一定要在得气后行震颤手法,震颤手法的目的是调整穴位周围的肌肉以快速收缩的方式止血。不留针是因为留针会让收缩后的肌肉弛缓。多么妙的治疗方法! 多么高超的针灸理念! 作为后辈,理当继承和发扬光大呀!

恩师的这例病案,我阅后反复思考,该患者的血尿,不是附带在其他疾病上的症状,加之有持续劳累史,尿血色红、无痛,可判断其属于中医湿热下注而致的单纯尿血。西医屡治无效,是因为他们找不到血尿的原因,不能对症治疗。殊不知,当今有很多的功能性疾病,患者的临床症状已经很重,但西医就是找不出任何有参考价值的诊断指标,所以就把它们归于各种神经官能症。

中医治病的优势就在于辨证论治,目的明确,方法多样,不管现代医学的检查指标是否异常,只要根据患者的病因病机,用中医的八纲辨证、脏腑辨证、经络辨证及气血津液辨证等方法相结合,治病求本,疗效显著。中医治病忌讳头痛医头、脚痛医脚,虽然表象复杂,但只要抓住疾病的主要矛盾,往往能够直击要害、手到病除。

(二)淋巴管炎

淋巴管炎多数是由局部创口或溃疡感染细菌所致,也有一些患者没有明确的细菌侵入口,感染从淋巴管传播到局部的淋巴结所致。淋巴管分为网状淋巴管及管状淋巴管。网状淋巴管炎即丹毒。管状淋巴管炎见于四肢,且下肢较多见。浅层淋巴管炎在伤口近侧可见一条或多条"红线",硬而痛。深层淋巴管炎不出现"红线",但患肢肿痛,局部淋巴结红、肿、热、痛,即为淋巴结炎。淋巴管炎及淋巴结炎都有全身不适、打寒战、头痛、无力和食欲下降等表现。

中医学认为本病内有火毒凝聚,外有手足部生疔、足癣糜烂或皮肤破损,感染毒邪,以致毒流经脉,向上走窜而继发。现代医学认为本病是因致病菌从损伤破裂的皮肤或黏膜侵入,本病致病菌多为溶血性链球菌。致病菌也可从其他感染性病灶,如疔、足癣等处侵入,经组织的淋巴间隙进入淋巴管内,引起淋巴管及其周围的急性炎症。致病菌进入淋巴管后引起淋巴管壁水肿、增厚,管内淋巴液凝结而阻塞,淋巴管周围组织充血、水肿和白细胞浸润。

病案:淋巴管炎让女孩的腿粗如柱

16岁的姑娘小洁,2007年8月3日由她的姨妈领至我科,主诉患有双下肢淋巴管炎6年,发病时间为2001年的冬天。起初,小洁只是发现两只脚面有点水肿,去县医院看了,没有查出什么问题。医生说:"没啥大碍,可能路走多了,休息休息,过一段时间自己就好了。"可到了春天,肿胀也没见好转。父亲带着她又去县医院看了外科,医生给她开了许多活血化瘀的药并嘱其少活动,睡觉抬高脚。

然而几个月的药吃下来,她的脚还是肿得厉害。后来她又断断续续吃了各种偏方,喝了不少祛风湿的药酒,可这脚肿得越来越厉害,肿胀从双脚一直蔓延至双腿,粗如柱子的双腿让小洁走路都困难。之后她又去医院检查,经动态淋巴管造影示:双下肢淋巴管液回流受阻伴侧支淋巴管、皮肤代偿回流。医生诊断为淋巴管炎,经输液、消炎等治疗仍不见好转。无奈之下,小洁又去上海治疗,医生给开了脉之灵等药,还让她买一双弹力袜穿。谁知吃了药不走路还行,只要穿上袜子走路一多,腿脚肿胀如初。冬天天气寒冷时腿脚肿得还好一些,但天气一回暖腿脚肿胀立马加重,天气越热腿肿得越厉害,并且伴有心慌、胸闷。

诊视:小洁两腿肿如粗柱,脚肿得像发起的馒头,按之,下腹部近腹股沟处左、右各有一硬结,左侧稍大如花生米,右侧似黄豆大小,压痛明显,左侧痛甚。肿胀程度:脚踝左侧周长 29 cm,右侧周长 28 cm;小腿承山穴处左侧周长 27 cm,右侧26 cm;脚面两侧周长均为 26 cm,肿胀的地方有广泛压痛。

首次治疗:①刺血:选三阴交、阴陵泉、八邪、解溪。刺破诸穴附近的小静脉血管,出血量总计约 100 mL。②针灸(针柄灸)丰隆、阳陵泉、漏谷、太溪、太冲、足三里等穴,针灸 1 日 1 次,刺血半月 1 次。刺血 1 次,针灸 7 次(1 个疗程)后,小洁的粗腿慢慢变细。

二次刺血:选择腹股沟处淋巴硬结处围刺加拔火罐。继续按上穴针灸。3 个疗程后,再测双脚周长:双脚踝已由原来的 29 cm、28 cm 消肿至 25 cm,左右脚面肿胀全消。左腹股沟淋巴硬结已缩小至绿豆大小,右腹股沟淋巴硬结完全消失。小洁走路正常了,走远路也不会感到吃力,腿脚也不肿胀了。小洁开心极了,并且悄悄地告诉我:"我以后高中毕业了想报考中医院校,也要当一名像您这样的医生,能够治疗别人治不好的疑难病。"

中医辨证分型

1. 火毒入络:患肢红丝较细,全身症状较轻。治则:清热泻火,解毒通络。

2. 火毒入营:患肢红丝明显,迅速向近端蔓延,伴全身寒战、高热、头痛不适、烦躁口渴。苔黄腻,脉洪数。治则:清热解毒,清营凉血。

治疗

1. 主穴:三阴交、阴陵泉、八邪、解溪。

2. 配穴:太冲(火毒入络);丘墟(火毒入营)。

3. 刺法:每次选主穴 2 个,配穴 1 个。腹股沟处淋巴结围刺;辅助针刺:丰隆、足三里、阳陵泉、太溪穴,隔日 1 次。

笔者按

临床上选用刺血、针灸方法治疗淋巴管炎或淋巴管结肿大,的确是一种简便易行、行之有效的方法。我们知道,淋巴循环和血液循环是紧密相连的,刺出一定量的静脉瘀血,可以使腔静脉压力大大降低,使淋巴液回流加快,增加了淋巴细胞的滤过作用，使淋巴窦里的巨噬细胞将淋巴液中的细菌、病毒、异物颗粒、刺激性残留物等吞噬清除，增强机体的免疫功能，从而控制炎症的发展。根据这个道理，通过刺血，放出肿胀肢体里瘀滞的血液，使患肢消炎、消肿，皮肤组织恢复到正常状态后，再配合针灸、拔罐，更增加了消炎止痛、活血化瘀、通经活络的功效。

(三)急性乳腺炎

急性乳腺炎是乳腺的急性化脓性感染，致病菌多数为金黄色葡萄球菌，少数为链球菌。致病菌经由乳头上行到乳腺小叶处繁殖扩散，导致乳腺管发炎，引起乳腺脓肿。此病多发生于产后哺乳期妇女，尤其是初产妇更为多见。因产后 3～4 周最为常见，故又称"产褥期乳腺炎"，起病时常有高热、寒战等全身中毒症状，患侧乳房体积增大，局部变硬，皮肤发红，有压痛及搏动性疼痛。中医称之为"乳痛"，认为此病多因乳头破裂、风邪外袭或乳汁淤积、乳络阻滞、郁久化热而成。如果短期内乳房局部变软，说明已有脓肿形成，需要切开引流。

病案：她不幸患上了乳腺炎

小杨，女，35 岁，在一家外企做文秘工作，由于忙于工作，直到 35 岁才结婚生子。剖腹产后由于腹部紧张、伤口疼痛，每次给宝宝喂奶的时间都很短。20 d 后，小杨感到右侧乳房胀痛，按压发现有包块，经简单药物治疗后，红肿未见好转。住院检查显示：WBC $18.4 \times 10^9/L$，N 0.947，L 0.244，西医给予青霉素、氨苄西林静脉滴注，内服解毒、散瘀、清热的中药，效果不明显，医生决定切开患处排脓，但小杨坚决不愿意在乳房上留下一条难看的疤痕，所以经人介绍前来接受刺血疗法治疗。

经查，小杨体温 37.2℃，HR 89 次/分，心肺（一一）；右乳房体积增大，靠近膻中穴处的皮肤红肿，触痛（＋＋），按之可触及 15 cm×10 cm 的肿块，质地中。治疗选穴：取右侧曲泽穴附近的静脉点刺出血，再用 12 号一次性注射针头，快速直刺脓肿最软处 2 cm 深，针退脓出，用手轻轻挤压，排出黏稠黄色脓液，再用火罐吸拔，又排出约 25 mL 的脓液，治疗后患者觉肿胀感减轻。嘱其回去后用清艾条艾熏患处，上、下午各熏 1 次，每次 30 min。3 d 后二诊：右乳房红肿已消退，摸之仍有轻微波动感，再予刺之，拔出少量血水。因乳房上按之有一小硬结，再取右侧肩井穴刺之，并嘱其继续艾熏。一周后复诊：硬结变软，再刺膻中穴。经过 3 次刺血治疗，小杨的右乳房恢复正常，可以正常喂奶。她高兴地说："因为自己的坚持，也因为中医刺血疗法的神奇，不但免去了手术的痛苦，还保住了乳房的完整。"

中医辨证分型

1.肝郁胃热（初期）：发热、恶寒，乳房胀痛肿硬，乳汁不通，口干苦，时有呕逆，纳食不香，倦怠，苔薄黄或黄腻，脉弦数。治则：疏肝清胃，通乳消肿。

2.热毒壅滞（成脓期）：肿块增大，疼痛加重，乳房胀满，皮色焮红，壮热不退，时有寒战,口渴喜饮,舌红、苔黄腻,脉弦数。如乳房局部触摸有波动感,为脓已形成。治则:清热解毒,托里透脓。

3.气血两虚(溃脓期):破溃脓出,肿消痛减,热势渐退,疲乏无力,时有低热,食欲不振,舌胖偏淡,苔白或少苔,脉细数。如脓出不畅,肿痛不减,热势不退,仍以成脓期治法治之。治则:益气和营,驱除余邪。

治疗

1.主穴:曲泽、乳房硬结或脓肿处的阿是穴。

2.配穴:膻中、肩井。

3.刺法:先刺患侧的曲泽穴,再选择乳房硬结或脓肿处的阿是穴,刺出瘀血或脓液,加拔火罐。

笔者按

急性乳腺炎西医多采用抗感染、局部热敷治疗,脓肿形成后主张及时切开引流。而采用刺血疗法治疗此病,早期患者多刺血1~2次即愈。辅助艾灸有活血化瘀、消炎止痛之效。脓液形成时,点刺局部直接排脓,加拔火罐,吸出残留脓血,效果更佳。中医刺血治疗此证,不仅免除患者手术痛苦,也不会留下疤痕和其他后遗症。

(四)尿潴留

尿潴留是指膀胱内充满尿液而不能正常排出,按其病史、特点分为急性尿潴留和慢性尿潴留两类。急性尿潴留起病急骤,膀胱内突然充满尿液却不能排出,患者十分痛苦,常需急诊处理;慢性尿潴留起病缓慢,病程较长,下腹部可触及充满尿液的膀胱,但患者不能排空膀胱,由于疾病的长期存在和适应痛苦的能力增强,症状反而不严重。

该病的常见原因是多种器质性病变造成尿道或膀胱出口的机械性梗阻。尿道病变有炎症、异物、结石、肿瘤、损伤、狭窄以及先天性尿道畸形等,膀胱颈梗阻性病变有膀胱颈挛缩、纤维化、肿瘤、急性前列腺炎或脓肿、前列腺增生、前列腺肿瘤等。此外,盆腔肿瘤、妊娠期子宫变大等也可引起尿潴留,还有由于排尿动力障碍导致的动力性梗阻,常见原因为中枢和周围神经系统病变,如脊髓或马尾损伤、肿瘤、盆腔手术损伤支配膀胱的神经以及糖尿病等造成神经性膀胱功能障碍。还有药物如阿托品、普鲁本辛、东莨菪碱等松弛平滑肌的药物偶尔也可引起尿潴留。

病案:癃闭差点要了老太太的命

73岁的张老太太,年轻时太过操劳,腰部受损,经常腰酸背痛,夜尿频频,每次腰部疼痛就吃药、输液缓解。可是随着年龄增大,老太太的病情日益加重,镇医院又查不出什么毛病,直到老太太出现排尿困难,尿闭10余天,才被转至省级医院。经导尿、抗感染治疗无效,特请针灸科会诊。病历记载:患者尿意频繁但排尿困难 20 余日,伴咳嗽、痰中带血、头昏、心悸、小腹坠胀,近几日排尿困难加重,时尿闭,有慢性肾炎病史。体检:体温 37℃,脉搏 78 次/分,血压 140/80 mmHg,神志清楚,两肺可闻及少量湿啰音,下腹部膨隆,双侧输尿管压痛不明显。实验室检查:小便外观深黄色、混浊,蛋白(±),白细胞(＋＋),红细胞少许,尿培养(一),肝肾功能正常。西医诊断:尿路感染;肺部感染。治疗:拔去导尿管,患者选侧卧位。取膀胱俞穴处显露的静脉,点刺出暗紫色瘀血 20 mL,次髎穴点刺出血 10 mL。针刺三阴交穴针柄灸 30 min,腹部隔姜灸 10 壮。上午 10 点刺血治疗,傍晚患者小便自行排出,小腹坠胀感消失。次日复诊,患者诉:可以自行排尿,但因导尿管插久了,致尿道发红、疼痛,仍咳嗽。治疗:刺中极、肺俞,加拔火罐出血 15 mL。嘱清艾条艾熏关元、足三里穴,1 日 2 次,每穴 30 min。5 d 后,排尿正常,诸症大为减轻。继续巩固,针灸大椎、气海、足三里、阴陵泉、膀胱俞、三焦俞穴,1 日 1 次,1 周后完全康复。

中医辨证分型

1. 膀胱湿热:小便不利,点滴不畅或闭塞不通,尿黄灼热,口苦口黏,舌红、苔黄腻,脉数。治则:清热化湿,通利小便。

2. 脾肾虚弱:起病缓慢,病程较长,多虚,尿少难出、点滴而下,尿流无力,精神疲乏,面白肢冷,舌淡脉细。治则:补脾益肾,化气利尿。

3. 尿路阻塞:小便闭塞不通,小腹胀满,甚至胀痛,烦躁不宁,舌质暗、有瘀斑、脉涩。治则:行瘀散结,清利水道。

治疗

1. 主穴:膀胱俞、腰阳关、阴陵泉、八髎穴。

2. 配穴:足三里、三阴交、中极。

3. 刺法:先刺主穴 2 个,再刺配穴 1 个。

笔者按

癃闭名,首见于《素问·宣明五气》,谓:"膀胱不利为癃,不约为遗溺。"癃闭是指由于肾和膀胱气化失司导致的以排尿困难、总尿量明显减少、小便点滴而出,甚则闭塞不通为临床特征的一种病证。其中以小便不利、点滴而短少、病势较缓者称为"癃";以小便闭塞、点滴全无,病势较急者称为"闭"。癃和闭虽有区别,但都是指排尿困难,只是轻重程度上有所不同,因此多合称为"癃闭"。癃闭相当于西医学中各种原因引起的尿潴留和无尿症。

针灸、刺血疗法治疗此证,见效快、疗程短,大大解除了西医需要导尿的痛苦。尤其是对于那些需要长期导尿的患者,该疗法是一个不错的选择。

(五)梦遗

遗精是指不因性交而精液自行泄出的病症,有生理性与病理性两种不同的分类。中医将精液自遗现象称为遗精或失精。有梦而遗者名为"梦遗";无梦而遗,甚至清醒时精液自行滑出者为"滑精"。遗精多由肾虚精关不固,或心肾不交、湿热下注所致。西医可见于有包茎、包皮过长、尿道炎、前列腺疾患的患者。有梦而遗往往是清醒滑精的初起阶段,梦遗、滑精是遗精轻重不同的两种证候。需要指出的是,遗精不是月经,所以没有规律可言。以前有遗精,现在消失了,也是很正常的事情。尤其是男性进入中年以后,几乎就很少发生了。若遗精频繁,甚至当有性方面的视觉、触觉、听觉、回忆等有关性行为时,即产生阴茎勃起和射精者,称为病理性遗精。很多病理性遗精会导致神经衰弱,严重者甚至会出现心理障碍,所以一旦出现遗精,须及时诊治,以免对患者身心造成损害。

病案:梦中遗精让他瘦骨嶙峋(恩师病案)

小飞原本是一个长得相当帅气的小伙子,年方28岁的他喜爱运动,也善于交际,还有一份很好的工作。因为和自己的女朋友分居两地,渐渐的,他发现自己的遗精症状越发严重,原先他可能每周会有三四次的遗精史,因为没有感到身体不适,所以他从未把遗精当作一回事。

可是近一年来,他发觉自己的身体日见衰弱,几乎每个夜晚都会出现梦遗。常在睡梦中和异性发生性行为,梦遗后就立刻惊醒,醒来时发现内裤浸润,浑身无力。这些症状的出现,不但大大影响了他的睡眠质量,还让他出现了严重的精神恐慌症状。久而久之,他感觉自己的心理负担越来越重,自感精神恍惚、腰酸背痛、腿脚发软、小腹疼痛、失眠乏力、头痛头晕、食欲不佳,工作时无精打采,连自己最喜欢的运动也没有兴趣了。他每天惶恐不安,看着自己的身体越来越瘦,他感觉自己快要完了!因为他看过一篇文章中提到,男人频繁梦遗不但对身体有害,严重的还会引起猝死。他吓坏了,又不好意思去医院找医生看,就去药房买一些金锁固金丸、补肾丸、十全大补丸等药来口服,后来又吃了很多小单方,钱花了不少,可是一点作用没有。1974年9月7日,他来到省中医院找恩师求治。就诊时,患者诉:梦遗1年,几乎每晚都有,时有梦,时无梦,醒后伴腰酸乏力,头晕目眩,记忆力逐渐减退,饮食二便尚属正常,尿道常自动流出黏性物(滑精),情欲易动,经多方治疗无效,经查看:舌淡红,苔白,脉细数。中医辨证:心肾不交,相火妄动。治疗原则:滋肾敛阳,交通心肾。

治疗方法:①针刺肾俞、心俞、关元、三阴交、神门、内关穴。②针刺肾俞、关元、三阴交穴用补法,捻转角度小,频率低,得气后出针;心俞、神门、内关穴用泻法,捻转角度大,频率高,得气后留针10 min,每日1次。

9月9日二诊:针刺两次后,腰酸好转。

继续治疗:针刺上次治疗穴位加双侧足三里穴,足三里穴用补法,余穴同。

9月19日三诊:诸症好转,遗精、滑精停止,未发现异常现象,继续巩固针灸1周后停止。经半年追访观察未见复发。

中医辨证分型

1. 阴虚火旺:多梦而遗,夜寐不安,头目昏花,耳鸣心悸,神疲乏力,腰膝酸软,五心烦热,盗汗,舌质红,脉细数。治则:滋阴降火,收涩固精。

2. 湿热蕴结:遗精时作,小溲黄赤,热涩不畅,口苦而腻,舌质红、苔黄腻,脉濡数。治则:清热利湿,消瘀散结。

3. 心肾不交:梦多遗精,失眠健忘,心悸心烦,头晕耳鸣,尿黄少、灼热,舌红,脉细数。治则:滋肾养心,心肾相交。

4. 心脾两虚:劳则遗精,失眠健忘,心悸不宁,面色萎黄,神疲乏力,纳差便溏,舌淡苔薄,脉弱。治则:补养心脾,益气补虚。

5. 肝火亢盛:少寐多梦,梦则遗精,阳事易举,心中烦热,头晕目眩,口苦胁痛,小溲短赤,舌红,苔薄黄,脉弦数。治则:滋阴降火,疏利肝胆。

治疗

1. 主穴:腰俞、心俞、三阴交、肾俞。

2. 配穴:太溪(阴虚火旺);阴陵泉(湿热蕴结);内关(心肾不交);神门(心脾两虚);太冲(肝火亢盛)。

3. 刺法:每次选主穴2个,配穴1个。

笔者按

遗精是一种正常的生理现象,男子遗精一般始于15岁左右,因进入青春期,生理发育趋向成熟,由睾丸不断产生精子,精囊、前列腺不断产生精浆,两者混合成精液,在体内聚积到一定量后,在无性交活动的情况下发生射精称为遗精。遗精没有规律可言。1~2周1次到4~5周1次均属正常,若1周内有几次遗精或一夜有几次遗精,就属于一种病理现象。遗精的原因多见于内裤穿得太紧,经常浏览有色情内容的影剧书画、饮酒无度、房事过度、泌尿系前列腺疾病等都可引起遗精。

梦遗是遗精的一种,不经常的遗精是正常现象,因此次数不频繁的梦遗也算不上是病。但是,由于梦遗常伴随从梦中惊醒,精神比较紧张,容易给患者造成心理负担,出现失眠、头痛、头晕、无精打采等症状。本例遗精乃因肾阴不升、相火妄动致心肾不交,故治疗原则为滋肾阴抑相火,心火降、肾水升,心肾相交,阴阳协调,则病可痊愈。

三阴交穴培补肾气,关元穴为人身元气之根本,配合肾俞,取三穴共同补之以振奋肾经功能;心俞、神门、内关三穴泻之,以降心火而交通心肾;补足三里以充润生化之源,诸穴相配疗效显著。

(六)急性阑尾炎

急性阑尾炎是一种常见病,临床上常伴有右下腹部疼痛、体温升高、呕吐和中性粒细胞增多等表现。阑尾炎是阑尾的炎症，是最常见的腹部外科疾病，居各种急腹症首位。急性阑尾炎的典型临床表现是逐渐发生的上腹部或脐周围隐痛，数小时后腹痛转移至右下腹部，常伴有食欲不振、恶心或呕吐，多数患者白细胞和嗜中性粒细胞计数升高。转移性右下腹疼痛及阑尾点压痛、反跳痛为其常见的临床表现，其中右下腹阑尾区（麦氏点）压痛是该病的重要体征。

发病初期除低热、乏力外，多无明显的全身症状。急性阑尾炎若不及早治疗，后期可发展为阑尾坏疽及穿孔，引发局限性或弥漫性腹膜炎。急性阑尾炎有1%以下的死亡率，而发生弥漫性腹膜炎后的死亡率为5%～10%。

急性阑尾炎一般分4种类型：急性单纯性阑尾炎、急性化脓性阑尾炎、坏疽及穿孔性阑尾炎和阑尾周围脓肿。急性阑尾炎属中医学"肠痈"的范畴。

病案：刺血疗法让他免受手术之苦

黄某，男，23岁，大三学生。暑假期间回乡探亲。因为是假期，所以每天都会有三五个同学邀请他外出游玩、喝酒吃饭。回家的半个多月，黄某疲于交际，几乎都没有好好休息过一天。这天晚上，酒足饭饱的他，回到家里倒头就睡。半夜12点左右，睡梦中的他被右下腹疼痛痛醒，他以为自己睡在空调房里，没有盖被子着了凉，就起身喝了一些温开水。谁知，热水下肚腹痛非但没有减轻，反而恶心、呕吐，腹痛拒按，痛得浑身出汗。家里人急忙将他送至我院外科，经检查，患者右下腹阵发性剧痛，麦氏点压痛（＋），反跳痛（＋），血象检查白细胞计数$18.4×10^9$/L，中性粒细胞计数0.82，淋巴细胞计数0.16，体温38.8℃。诊断为急性阑尾炎。外科医生建议立马手术。黄某害怕开刀，遂转入我科接受刺血治疗。

选穴：右侧足三里、髀关、委中穴，找准穴位附近显现的静脉血管刺之，出血量50 mL左右。3 d后复诊，诉：刺血后右下腹疼痛大为好转，不再感到恶心。经检查右下腹还有轻度压痛，再刺腹结、风市穴。1周后检查，腹痛消失，压痛（－），诸症消失，体温正常，疾病痊愈。

中医辨证分型

1.气血瘀滞（单纯性阑尾炎）：转移性右下腹疼痛，呈持续性进行性加剧，右下腹局限性压痛，或拒按；伴恶心、纳差，可有轻度发热，苔白腻，脉弦滑或弦紧。治则：活血化瘀，补气行滞。

2.湿热郁结（成脓期）：腹痛加剧，右下腹或全腹压痛，反跳痛，腹皮挛急，右下腹可摸及包块、壮热、恶心、纳差，便秘或腹泻，舌红、苔黄腻，脉弦数或滑数。治则：清热化湿，解郁散结。

治疗

1.主穴：足三里或阑尾穴、风市、委中。

2.配穴：腹结（气血瘀滞）；髀关（湿热郁结）。

3.刺法：①单纯性阑尾炎，主穴全选；②化脓性阑尾炎，2个配穴全选。寻找该穴位周围显现的静脉血管，刺之使其出血，出血量以达到 40 mL 为佳。

笔者按

中医学原无阑尾炎之诊断，东汉张仲景的《金匮要略》中描写的"肠痈"，非常符合以阑尾炎为主的下腹部感染。张仲景认为其病机为气血瘀滞、湿热郁结、热盛成脓，为阑尾炎的辨证论治提供了很好的理论基础。中医学认为大、小肠的功能是"泄而不藏"以通为用，以泄塞上逆为病。急性单纯性阑尾炎就属于气滞血瘀、泄塞上逆，不通则痛而为病。

刺血治疗急性阑尾炎，主要针对的是单纯性阑尾炎和慢性阑尾炎，对于化脓性阑尾炎，血象检查白细胞计数不是太高的，也可以使用刺血疗法，但需要配以中药清肠饮来提高疗效。刺血治疗单纯性阑尾炎，一般首选足三里穴或阑尾穴，下腹部压痛明显者，可刺腹部附近的阿是穴。多数患者经一次刺血后即感疼痛缓解，2～3 次基本痊愈。因此，我们选用刺血疗法治疗此病的理论依据就是"痛则不通，通则不痛"。

（七）胆管蛔虫病

胆管蛔虫病（中医称"蛔厥"）是蛔虫从小肠逆行进入胆管，引起胆管和奥狄括约肌痉挛，以患者突然发作的上腹部疼痛为主要临床特征，多发于儿童和青壮年，女性较多见。蛔虫进入胆管后，多数停留在胆总管，因胆囊管与胆总管之间的角度较大，蛔虫很少进入胆囊，但可钻入左右肝胆管之中。大多数患者有肠管蛔虫症、吐虫或排虫史，部分患者近期有过驱虫治疗。

腹痛是本病的主要症状，疼痛常位于剑突下的中上腹，呈阵发性钻顶样剧烈绞痛，患者常采取弯腰屈膝体位，以手按腹，辗转反侧、坐卧不安、大汗淋漓，两手呈欲将衣衫撕破之势，呻吟不止。一般疼痛持续数分钟或 10 余分钟后缓解，这是虫体退出或整个虫体进入胆管或暂时安静不扭动之故。发作过后，缓解期患者可毫无症状如同常人或轻度右上腹隐痛。这种发作时剧痛难忍和间歇期如同常人的明显差别，是本病的特点之一。腹部绞痛的同时，常伴恶心、呕吐或干呕，呕吐物为胃内容物和胆汁，约 1/3 患者可吐出蛔虫，这对本病的诊断具有特殊价值。因虫体圆滑，不易完全堵塞胆管，因此如果整个虫体进入胆管亦可无痛感，无或仅轻度黄疸是本病的另一特点。若后期继发感染引起胆管梗阻可伴有明显黄疸、寒战、发热，多发生于发病 24 h 后伴胆管感染者。

胆管蛔虫病是一种常见的急腹症，严重的可以引起并发症，如急性出血性胰腺炎、肝内胆管炎、肝内多发性脓肿、肝胆系统穿破、胆管大出血等。因此，对于胆管蛔虫病的危害性与普遍性已引起现代医学界的重视。

病案：针灸、刺血让她吐出五条蛔虫（恩师病案）

袁某，女，34 岁，教师。平时身体一直很好，工作之余农忙时还回乡帮助公婆干点农活。她把学校、乡下两地的生活安排得井井有条。

可是,近半年来,她时时感到上腹部隐隐作痛,有时还感到恶心,呕吐时吐出的胃内容物里夹有蛔虫。她吓坏了,吃了不少医生开的驱虫药,但类似的症状还是经常出现。尽管再也没有吐过蛔虫,但她一直认为是乡下的水质有问题,所以每次回乡下她都带上几瓶矿泉水。可就是这样,她的上腹部隐痛还是经常发作。当地医生怀疑她患的是浅表性胃炎,但治疗了一段时间,症状时轻时重。

一天中午,饭后 1 h 左右,她突然感到右上腹钻顶样疼痛,还伴恶心、呕吐,用拳头顶按也无效,直至吐出绿色胆汁,内夹一条长约 4 cm 的蛔虫。之后她被急送至当地县医院外科住院治疗,请恩师会诊(恩师当时在下乡医疗队里),患者经体格检查:神清,面色苍白,体温 36.8℃,巩膜无黄染,心肺(一),腹软,剑突下方有轻微的深压痛,墨菲氏征(一),麦氏点无压痛,舌质正常,苔白腻,脉弦紧。中医辨证:蛔虫内扰,肝胆瘀滞。诊为虫厥。

治疗:①刺足三里、阳陵泉出血,针刺:内关、太冲、巨阙穴。②针刺手法:快速进针,大幅度捻转,用强刺激,以患者能够忍受为限;留针 30 min,均间歇运针。③乌梅汤:乌梅 30 g,细辛 3 g,蜀椒 6 g,干姜 7 g,川连 9 g,黄柏 7 g,桂枝 6 g,附子 6 g,当归 9 g,党参 12 g。服法:上药煎成 400 mL 药液,于疼痛消失后立即服用 200 mL,间隔 4 h 再服用 200 mL。经过 1 次刺血,3 次针刺治疗,3 副中药,患者右上腹疼痛消失,便蛔虫 5 条。后追访 1 年未复发。

中医辨证分型

1. 气滞瘀痛:上腹脘胁钻顶样绞痛,阵发性疼痛,痛甚汗出、肢冷,伴恶心、呕吐,甚至吐蛔,但无发热及黄疸,舌苔薄白或黄腻,腹痛发作时,脉象弦紧。治则:活血化瘀,补气行滞。

2. 湿热郁结:腹痛拒按,呈持续性或阵发性加剧,发热,畏寒。口渴,身目皆黄,便秘溲赤,苔黄腻,脉弦数或滑数。治则:清热祛湿,解郁散结。

治疗

1. 主穴:阳陵泉、足三里。

2. 配穴:内关、太冲(气滞瘀痛);中脘、曲池(湿热郁结)。

3. 刺法:刺主穴,辅以配穴。

4. 中药:驱虫(乌梅汤)。

笔者按

中医的"蛔厥",即西医的"胆管蛔虫病",以腹痛吐蛔为主要症状。针刺配合药物(乌梅汤加减)治疗本证,能迅速镇痛止吐、安蛔祛蛔。刺阳陵泉、足三里穴意在疏通,清胃利胆;针刺内关、中脘穴有安神定烦、升清降浊之功;刺巨阙穴可祛中焦之积热而驱虫;刺太冲穴以平肝胆之经气。乌梅汤乃张仲景治厥阴经之主方,以寒热互用、辛酸甘苦兼施、平肝和胃为治,故具驱虫之用。

蛔厥的剧烈疼痛,常由胆管平滑肌及奥狄氏括约肌痉挛引起。刺血、针刺止痛祛蛔,多是通过激发神经反射而抑制胆管痉挛,使窜嵌于胆管的蛔虫因针刺使括约肌松弛故而退回肠腔,从而达到治愈的目的。

(八)静脉曲张

静脉曲张是指由于血液瘀滞、静脉管壁薄弱等因素导致的静脉迂曲、扩张。身体多个部位的静脉均可发生曲张,比如痔疮其实就是一种静脉曲张,临床常见的还有食管胃底静脉曲张、精索静脉曲张及腹壁静脉曲张,等等。静脉曲张最常发生的部位是下肢。

导致下肢静脉曲张的原因有很多,最多见的为单纯性下肢浅静脉曲张,其主要病因是股隐静脉瓣膜功能不全。另外一个重要病因是原发性下肢深静脉瓣膜功能不全(PDVI),因其往往合并大隐静脉瓣膜功能不全,多表现出浅表静脉的迂曲扩张。此外,下肢深静脉血栓形成后,因深静脉回流不畅,发生浅静脉代偿性的迂曲扩张;下肢动静脉瘘、静脉畸形骨肥大综合征也可有下肢浅静脉曲张表现;下腔静脉回流受阻,如布加综合征,也可导致下肢静脉曲张。

下肢静脉曲张是一种常见的血管疾病,常常有下肢沉重、酸胀、踝部和足背水肿等症状,病情严重时可并发下肢皮肤溃疡,中医往往四诊合参、辨证分型,采用不同的中药辨证施治。

病案:蚯蚓状的静脉曲张

八旬有余的邓老是个革命老战士。记得那是5月的一个上午,诊室里坐满了待诊的患者。我和几个助手紧张而有序地治疗着一个个患者,一位老人悄无声息地来到我面前:"你是王医生吗?一位熟人推荐我来你这儿治病。"

"什么病?"

老人将裤腿撸起,露出脚踝,只见老人的右脚内踝处扭曲着一团似蚯蚓状曲张的静脉,一直延伸至小腿的腓肠肌处。

"王医生,这个病已经影响到我走路了,肿胀的静脉让我的小腿发麻、酸楚,腿脚沉重,行走费力极了。我去安徽省立医院,西医的外科大夫说需要手术,但我年纪大了,又戴着心脏起搏器,他们不敢给我手术!"

"什么?您还戴着心脏起搏器?都80多岁了,您想来刺血?哇!老先生,您这不是难为我吗?"

"怎么可能呢?我是一名老军人,身体还行,不就是戴着一个心脏起搏器吗?你不用担心,出事不找你,我相信你的医术!"

看着面前这位形似我过世父亲的老人一板一眼、不紧不慢地和我讨价还价,执着地恳求我给他治病,我的心不知为何有点发酸。如果是我父亲,难道我会不治吗?

"好吧！如果老人家您一定要求刺血,能不能让您的孩子们来陪着您呢?"

"完全可以!"

老人一听我答应了,高兴地立马打起了电话。不久之后,老人的3个儿子先后赶了过来。和他们的沟通之后,我决定为老人治病。

考虑老人年过八旬,我选择让他呈卧位姿势接受刺血治疗。经仔细检查,老人的小腿内侧有几条怒张的静脉,相互扭曲,抱团成结簇卧在右脚踝内侧成一鼓包,按之疼痛。根据此状,我取出12号一次性注射针头,小心翼翼地选择一处静脉瘀滞较严重的结节(三阴交处)快速进针,"扑哧"一声,只见一股黑紫色的、压力颇大的回流瘀滞静脉血呈细柱状涌出,数秒钟后,出血停止,加拔火罐继续吸出瘀血20 mL。刺血完毕,老人脚踝处的蚯蚓不见了,他开心极了:"我说没有关系,你看不是挺好的吗?"看到老人一切正常,我紧张的心才慢慢放下。嘱其回去艾灸患处,1日1次,1个月后复诊。

刚好1个月,老人在儿媳的陪同下,再次出现在我的面前。

"王医生,我又来啦!就治疗一次,我的腿竟然不麻了,走路也轻松多了。看!我送你一本书,喜欢吗?"

只见他把一本40余万字的集论文、散文、回忆录与访谈于一体的《耕耘集》轻轻地放在我手上,我粗略地浏览一下,哇!这个老人还真了不起,1927年出生,1942年参加革命,历经抗日战争、解放战争,担任过大大小小的职务,还能在晚年写出内容如此丰富的回忆录,让我对他肃然起敬!

我再次检查了老人的患肢,发现扭曲的静脉变直了,小结变软了,按压也不痛了。我用上面的方法再次给老人刺血,并告诉他,我有信心让他的静脉曲张经过治疗回到最佳状态。

中医辨证分型

1.气虚血瘀:患者主要症状为久站久行或劳累时筋瘤变大,下坠不舒服症状加重,常伴气短乏力,脘腹坠胀,舌质暗紫,脉弦或涩。治则:益气活血。

2.湿热下注:小腿青筋怒张,伴局部痒、红、肿、痛或有溃破流水,伴口渴、便秘、尿黄赤,舌红苔黄,脉弦滑。治则:清热利湿,活血化瘀。

3.寒凝瘀阻:筋瘤色暗紫,喜暖恶寒,下肢轻度肿胀酸痛,伴形寒、肢冷、口淡不渴、小便清长,舌质淡,苔白滑,脉濡缓。治则:温经通脉,散寒通络。

4.肝火亢盛:下肢筋脉怒张,红肿,性急易怒,头晕目眩,胁肋灼痛,口苦目赤,小便短赤,大便燥结,舌红苔黄,脉弦数。治则:清肝解郁,健脾渗湿。

治疗

1.主穴:阿是穴、三阴交。

2.配穴:足三里(气虚血瘀);委中(湿热下注);丰隆(寒凝瘀阻);太冲(肝火亢盛)。

3. 刺法:刺主穴,取 12 号一次性注射针头,在病灶部位,以散刺法找较大的曲张的静脉小血管,碘附消毒后 60°斜角进针,迅速准确地进入静脉血管,随即拔针即有瘀滞的紫黑色的静脉血顺针流出,待血流尽可加拔火罐。

笔者按

下肢静脉曲张是一种常见的血管疾病,常常有下肢沉重、酸胀、踝部和足背水肿等症状,病情严重时可并发下肢皮肤溃疡,中医通过分型,采用不同中药辨证施治。而西医多采取手术治疗或微创手术治疗,以结扎术为主;还可采用穿弹力袜、注射硬化剂、手术剥除等方法治疗。我们采用刺血疗法治疗此病,是通过直接去除回流受阻的静脉血,改善静脉血循环的瘀阻及异常,改变血液的性状及流速,从而达到祛瘀生新、通经活络的治愈目的。

(九)甲沟炎

甲沟炎多因甲沟及其附近组织刺伤、擦伤、嵌甲或拔"倒皮刺"后造成。甲下脓肿常由甲沟炎蔓延发生或甲下刺伤引起感染或指端挤压而致甲下血肿继发感染,致病菌主要是金黄色葡萄球菌。初起时,一侧甲沟发生红肿疼痛,短时间内可化脓感染,扩散至指甲根部和对侧甲沟,形成指甲周围炎,也可扩散至甲下形成甲下脓肿。此时疼痛加剧,肿胀明显,在指甲下方可见黄白色脓液,如不及时处置可发展成脓性指头炎,甚至引起指骨骨髓炎,也可变为慢性甲沟炎、经久不愈甲沟炎或甲下脓肿。甲沟炎因感染较表浅,所以全身症状往往不明显。

病案:小小的指甲炎竟烂了 9 年

22 岁的肖姑娘,潜山县人,2006 年 6 月 21 日来我科就诊。说起她的就医经历还得从她的表姐谈起,她表姐曾因黑唇在我这里治愈,后从家乡将她领至我科就诊。

"我的左拇指指甲自 1998 年开始发炎,在当地医院治疗 3 个多月后无效,被拔掉了指甲。之后这个拇指就开始化脓,非但长不出指甲,还一直不愈合,长期溃烂,医生也是用遍了所有的抗生素,统统无效。为了治疗我这个烂手指,父母带着我跑遍了全国大小医院,耗时 5 年多,花去了 2 万多元,后于 2002 年在安徽医科大学第一附属医院切除了拇指第一节指骨(因反复感染、溃烂导致骨髓炎)。切掉指头后,一家人以为这次的伤口肯定可以愈合了,没想到溃烂依然如故。更可怕的是,到了 2003 年,右手的食指也开始发炎了。从 13 岁发病起,治疗 9 年,最终切掉了拇指,但还是没能治好我这甲沟发炎的小毛病呀!"

这女孩一边说,一边不停拭去眼角伤心的泪水。

9 年过去了,小女孩长成了大姑娘,由于两只手每天要包着,既不能上学写字,也不能干其他事,肖姑娘每天的生活就是清洗她的烂手指(好在她的病只在每年的 5~10 月复发,整个冬季都没有问题)。全家人对此伤透了脑筋,连北京、上海的医院都治不好,还能去哪儿治呢?

天无绝人之路,表姐痼疾的治愈给他们一家人带去了希望。4月下旬,她的手指炎症提前复发了,表姐知道后建议她来我处治疗,但她仍然半信半疑。

面对她溃烂的大拇指,我首先给她的双手做了 X 线检查,结果显示:左手拇指指骨末端骨质破坏,周围软组织肿胀;右手食指指尖处可见软组织肿块影。诊断:左手指骨骨髓炎;右手指指头皮肤感染。

治疗:①先清创、去腐肉;②刺双患指的阿是穴,各挤出约 3 mL 瘀血,再刺双指的尺泽穴,各出血 5 mL;③艾烟熏灸创面 40 min,每日 2 次。

治疗完毕,为了减轻她的治疗费用,我让她带着熏灸壶,告诉她方法后让她回去自己每天熏灸,1 周复诊 1 次。如此治疗了 1 个疗程(5 次),她溃烂手指的创面渐渐缩小,红肿消退。就这样坚持治疗 2 个月,她的食指痊愈了。又过了 2 个月后,她 9 年不愈的左手也终于被治愈了。

6月下旬,肖姑娘和她的表姐捉了一只家养的母鸡来看我。她高兴地给我看她那光滑但少了一截的左手拇指,满怀遗憾地对我说:"如果早点来您这里治疗,我的手指肯定不会被截掉。"

"如果早来,一定不会截指,因为用刺血、艾烟熏灸治疗各种外伤感染可是我恩师的看家本领呀!"我笑着说道。

中医辨证分型

该症多属于热毒壅盛,宜清热解毒。

治疗

1. 主穴:阿是穴、尺泽。

2. 配穴:足三里。

3. 刺法:刺主、配穴,配合艾烟熏灸。

4. 早期采用热敷、理疗、外敷等措施,应用磺胺药或抗生素。脓液形成,可切开引流。甲床下积脓,应拔甲。

笔者按

刺血加艾灸烟熏疗法治疗各种皮肤感染,是恩师穷其一生积累下来的宝贵经验,希望我辈能将其发扬光大!用其治疗甲沟炎、毛囊炎、带状疱疹、老烂腿、痈疽疔疮、术后伤口感染不愈合、痤疮,等等,其疗效明显优于西医的单纯抗感染治疗。

我常常感慨,作为恩师的关门弟子,我也终将老去,我实在不希望这门古老的中医绝技在我的手里失传,该如何是好呢? 最终,我决定用文字的形式记录下来,将这些医技传承并发扬光大!

(十)腱鞘囊肿

腱鞘囊肿是指发生于关节囊或腱鞘附近的一种内含胶冻状黏液的良性肿块,

其多为单房性,也可为多房性。发病原因不明,目前主要认为其发病与关节囊、韧带、腱鞘上的结缔组织因局部营养不良,发生退行性黏液性变性或局部慢性劳损有关。目前临床上将手足小关节处或腱鞘内的结缔组织黏液性囊肿统称为腱鞘囊肿,如膝关节后方的囊性疝出叫腘窝囊肿。慢性损伤使滑膜腔内滑液增多而形成囊性疝出,或结缔组织退行性黏液性变性可能是发病的重要原因,其临床表现主要为腕背部、腕掌部或足背部出现豌豆至拇指头大小的半球状肿块,质硬、有弹性,基底固定,有压痛。本病最常发生于腕部背侧,其次是腕部掌面的桡侧,亦可发生于手掌、手指和足背部,少数发生于膝关节及肘关节附近。多见于青年和中年,女性多于男性,大多逐渐发生或偶尔发现,生长缓慢。极少数腱鞘囊肿可自行吸收,但时间较长。多数病例经非手术治疗,疗效较好,但可复发,手术切除往往会留有疤痕。

本病属中医学"筋结""筋瘤"范畴。中医学中,本病症称为"聚筋"或"筋瘤",认为是外伤筋膜、邪气所居、郁滞运化不畅、水液积聚于骨节经络而成。多因患部关节过度活动、反复持重、经久站立等,劳伤经筋,以致气血运行不畅、凝滞筋脉而成。

病案:腕部腱鞘囊肿让他动了3次刀

本院药剂科的老张,在一次搬重物时扭伤了右手腕,后经针灸、理疗后症状好转。但渐渐地他发现自己右手背桡骨茎突前缘出现一个小包,揉按数日也不见小,但也不疼,且包块日渐长大,按之柔软,每逢拎重物或天气变化,都会感觉手腕部酸胀无力。经本院外科医生诊断为右腕桡侧腱鞘囊肿。手术治疗后,包块消失。

谁知术后2个月,开刀的地方又出现了鼓包,他心想自己单位医院里大多是中医大夫,开刀的技术肯定不如西医院,还是去安徽医科大学第一附属医院再看看吧。结果医生还是建议他手术治疗,又给老张开了一刀,腱鞘囊肿是消了,但手背上留下一道深深的疤痕。老张心想,这下应该彻底治愈了吧。不料仅仅过了1个月,囊肿又复发了。安医的外科大夫调侃他,手术是成功的,只是你手腕的囊肿腔里残留的黏液生命力太强了,只能再开一刀,把里面残留的黏液彻底清除干净,无奈老张只好接受第3次手术治疗。术后他心想,这下再治不好坚决不相信西医了。嗨!不料一语中的,3个月后,原来有刀疤的地方再次鼓包,老张简直"气疯了",他来到针灸科,一见到我就问:"王医生,听说刺血可以治愈腱鞘囊肿,你看我这个腱鞘囊肿开了3次刀,还能治好吗?"

我仔细检查了老张的手腕,发现横竖两条手术疤痕的底下,真的还隐藏着一个囊腔,囊肿质硬,直径约2 cm×3 cm,压痛(一)。治疗:选12号一次性注射针头,从4个方向(囊肿顶部、囊肿下部分成等边三角形3个方向)进针,直接刺破囊壁,4个针眼同时挤出大量黏液和瘀血。刺血完毕,用消毒纱布裹上几枚一元的硬币,置于囊腔上加压,嘱其3d来针灸1次。3d后打开纱布,囊腔壁加压效果很好。采用围刺针刺法加艾灸,治疗完毕继续加压。10d后观其囊腔已经黏合成一体。又针灸1次。未再复发。

治疗

1. 主穴:阿是穴。

2. 配穴:囊肿附近显现的静脉血管。

3. 刺法:刺破囊肿,挤出黏液;再刺配穴。

笔者按

本院老张的腱鞘囊肿属于手术后反复发作的典型病例。腱鞘囊肿术后的加压是非常重要的,因为它是一个囊腔,里面的黏液不可能处理干净。就算是手术中处理得再彻底,也会有新的组织液渗出,导致囊肿复发。

(十一)毛囊炎

本症为整个毛囊细菌感染发生化脓性炎症,好发于头项部。初起为红色丘疹,之后逐渐演变成丘疹性脓疱,孤立散在,自觉轻度疼痛。成人主要发生于多毛的部位,小儿则好发于头部,其与皮疹有时可互相融合,愈后可留有小片状秃发斑。病原菌主要是葡萄球菌,有时也可分离出表皮葡萄球菌。清洁不到位、搔抓及机体抵抗力低下为本病的诱因,初起为与毛囊口一致的红色充实性丘疹或由毛囊性脓疱疮,之后迅速发展演变成丘疹样脓疱,中间贯穿毛发,四周红晕有炎症,继而干燥结痂,约经1周痂脱而愈,但也可反复发作、多年不愈,有的也可发展为深部感染,形成疖、痈等,一般不留瘢痕。

起病时为一硬结,局部红、肿,有疼痛及压痛感。数日后,病源扩大,中央出现黄白色脓栓,继而软化、破溃,脓汁排出,炎症减轻渐愈。疖肿较大时,可有发热、头痛及乏力等全身症状,白细胞计数增高。

病案:毛囊炎让他苦不堪言

菜农李某,在一次理发时颈脖子不小心被剃须刀划破了一点皮,但就因为这条红血印,让他之后的心情跌到了低谷——理发后的第3天,他感到后颈部甚痒,用手一摸,后脑勺有几个大小不等的硬结,几天后疼痛难忍,夜不能寐。遂去校医院注射抗生素,外敷消炎药膏,仍不见好转。又去省级医院皮肤科找专家诊治,诊断为多发性毛囊炎,予以输液抗感染治疗,局部敷药。就这样又治疗了10多天,钱花了不少,可病就是不见好。李某痛苦极了,红肿的脖子让他抬头低头都受限。面对这时好时坏、缠绵不愈、总也不能根治的毛囊炎,他苦恼极了!

他几经周折来到我科求治,经检查后发现,他的后颈部分布着大小不等的7个紫红色硬结,3个大的约为2cm×3cm,已溃烂化脓;4个小的约为1cm×1cm,质硬、红肿,脑后部的皮肤呈暗紫色,摸之僵硬。脓液培养示金黄色葡萄球菌感染。

治疗：先刺大椎穴，出瘀血5 mL，再在4个未化脓的硬结上点刺，加拔火罐，拔出瘀血。对已经化脓的创面，用围刺法加拔火罐，拔出脓血。针刺风池、太阳、足三里穴，留针20 min，起针后，用生理盐水清创。再取100 g艾绒，置于熏灸器中点燃，其烟对准后颈部的创面，烟熏40 min，每日1次。第3天，李某后颈部的创面缩小，4个硬结变软。继续治疗1周后，红肿消退，硬结消失，创面干燥。又继续艾熏了5次，诸症消失，后颈部紫暗色的皮肤恢复正常。溃烂的创面完全长好，且没有留下瘢痕。

中医辨证分型

1. **热毒夹湿**：皮疹为红色丘疹及小脓疱，自觉轻度瘙痒、疼痛，可伴有疲乏不适，口干渴或口苦。舌质稍红，苔薄黄或黄腻，脉弦或弦滑。治则：清热解毒祛湿。

2. **血瘀**：皮疹反复发作，迁延日久，疹色暗红，自觉轻度疼痛。可伴烦躁、胸腹痞闷或胀满不适。舌质暗红或紫红或舌边有瘀斑，舌苔少，脉弦涩。治则：活血化瘀解毒。

3. **气血两虚**：皮疹反复发作，疹色淡红，可伴有面色发白、气短、纳呆、神疲乏力。舌质淡、少苔，脉细或细弱。治则：补益气血，托毒消肿。

治疗

1. **主穴**：局部阿是穴、风池、大椎。
2. **配穴**：寻经附近的显现静脉血管。
3. **刺法**：刺阿是穴加局部的配穴。

笔者按

颈项部毛囊炎，中医称为"发际疮"，是一种浅表性毛囊化脓性炎症。刺血加拔火罐，既可将脓血直接排除干净，又能使久不愈合的溃疡创面中的坏死组织随脓血排出体外。针刺风池、大椎、足三里穴有消炎、增强机体免疫力之效；艾烟熏灸，可以抑制金黄色葡萄球菌的生长，并可促进受损创面的修复和再生。三法合一，不但可以治愈缠绵不愈的发际疮，还能预防其复发，且没有任何毒副作用。

（十二）指骨骨髓炎

指骨骨髓炎在中医学上属"疽""骨疽"等范畴，多因轻微外伤感染、营卫之气受阻致气血凝滞、火毒、湿邪郁结所致，临床表现为伤指肿胀、疼痛、活动受限等，中医治则为清热解毒、利湿消瘀。西医认为指骨骨髓炎多因被鱼刺、虾刺、蟹刺等海洋生物刺伤手指所致，分为急性指骨骨髓炎和慢性指骨骨髓炎两种。急性指骨骨髓炎的特点是发病急、高热、寒战，患指剧痛肿胀，功能受限，局部红、肿、热、痛，甚则破溃流脓。慢性指骨骨髓炎多由急性迁延而来，局部肿痛不明显，常常溃后流脓、久不收口，以至形成窦道，导致长期不愈或反复破溃。

中医学将骨髓炎称为"附骨疽",是附着于骨的深部脓疡。本病是骨伤科中一种难以治愈、病程较长、病情反复发作的疑难之症。笔者将治疗本病的经验汇集整理,现略述如下。发病初期(热毒炽盛期)由于邪毒感染、热毒炽盛,伤阴劫血,腐筋蚀骨,患者可出现全身畏寒发热、局部皮肤红肿热痛,未破或已溃破。肢体呈持续性剧痛,口渴引饮,便干尿赤,舌质红,苔黄燥,脉洪数。X线摄片显示有骨质破坏和骨膜反应,且以骨质破坏为主。

病案:受伤的指头发展成骨髓炎

小兰的右手食指被机器轧伤2个多月了,受伤后即在厂医务室接受治疗,2天后手指红肿热痛,服用抗生素及接受 TDP 照射治疗后,疼痛仍未减轻。目前创口经常流脓,手指不能活动,饮食尚可,二便如常。经检查小兰的右手食指第一、二节红肿,指端创口呈翻花状,脓液外渗,有臭味,疮口周围皮肤呈紫暗色,屈伸不利。X线摄片显示:右手食指末节可见骨质弥漫性破坏、缺损,边缘不整齐,轻度骨质疏松,软组织肿胀。诊为手指骨髓炎。告知患者需手术截指。一听说要截指,小兰吓坏了。心想,截了指,这以后不就成了残疾,所以不愿意手术。后经熟人介绍,她抱着一线希望来我科治疗。

剪开小兰手指上包扎的纱布,呈现在我面前的患指红肿破溃,食指端的两边,一边一个绿豆大小的洞状创面,还一直流着淡黄色脓液。速取脓液培养,为金黄色葡萄球菌、乙型链球菌双重细菌感染。中医辨证:外伤染毒,蚀筋腐骨,日久气血双亏,经络瘀阻。

治疗:取 12 号一次性注射针头,在红肿的指头端和两个洞状创面各刺一针,共挤出约 39 滴黑血和少许脓液,用生理盐水清理创面。针刺灵台、外关、合谷穴以消炎止痛。再取 100 g 艾绒,置于熏灸器中点燃,其烟对准患指的创面,烟熏40 min,每日 1 次。1周后,红肿消退,创面干燥。继续按上法治疗 1 周,创面愈合,手指活动自如。两个月后 X 线摄片复查显示,食指指头骨质恢复正常。

中医辨证论治

1. 气滞血瘀(肿胀期):外伤感染致指头化脓、红肿热痛,舌苔薄白,舌质淡,脉沉细。治则:活血化瘀、消肿。

2. 热毒蚀骨(溃烂期):外伤染毒、蚀筋腐骨致指头红肿、流脓,伴寒战发热,舌红、苔黄,脉弦数或滑数。治则:清热解毒、祛腐。

治疗

1. 主穴:阿是穴。

2. 配穴:尺泽:气滞血瘀(肿胀期);曲泽:热毒蚀骨(溃烂期)。

3. 刺法:未成脓期,直接针刺阿是穴;溃烂成脓期,先祛腐再刺血;艾烟熏灸。

笔者按

指骨骨髓炎多继发于指头炎,多由遭受刺伤后的伤口感染所致,属中医"附骨疮"范畴。西医主张截指治之,中医多以清热解毒、去腐生肌的中药服之。采用刺血、熏灸法治疗此疾历来报道不多,此疗法是我恩师在继承传统中医学理论实践的基础上发展而来的,之后我又利用现代医学的检测方法,通过对艾烟的抑菌效果进行研究分析,发现清艾绒的抑菌效果颇佳,艾烟不仅可以直接抑制金黄色葡萄球菌、白色乙型链球菌,还可以杀死绿脓杆菌。我们在治疗大量指骨骨髓炎病例的临床中总结了刺血、针灸、熏灸法的几个优点:

1.早期治疗手指骨髓炎,直接用刺血、艾熏效果神奇,1周左右即可治愈,不需要用抗生素,且无任何毒副作用。

2.针灸本身就具有消炎、止痛、祛瘀活血、扶正祛邪、增强免疫力的功效,而刺血可以直接达到排脓、消瘀、消肿的独特作用。

3.艾烟熏灸创面,既有直接杀菌的作用,又有隔绝空气中的细菌、防止二次感染的功效。

所以,采用刺血、针灸、艾熏法治疗此病的疗效往往优于其他疗法,值得我们传承与推广。我在本书中对此法做详细介绍的目的就是让更多的中医爱好者认识、了解中医针灸、刺血,最后将中医发扬光大,若能让这一中华瑰宝造福更多的人,我心甚慰!

(十三)褥疮

褥疮(中医学称为"压疮")是长期卧床的患者易得的一种特殊疾病,它是由于局部组织长期受压使血液循环受阻,发生持续缺血、缺氧、营养不良而致组织溃烂。褥疮的形成原因大致有4个方面:①长期卧床的患者由于在床上不能随意翻身、卧床时间长,背、臀等部位皮肤经常受到身体的压迫,这种情况下,皮肤的血液循环变得很差;②神经受损的患者,植物性神经功能发生障碍,影响神经对皮肤的营养功能,使患者容易发生皮肤损伤、坏死和溃疡;③皮肤不能经常透气,也是原因之一;④长期卧床的患者卫生条件比较差,行动困难不易保证个人卫生,如不经常洗澡、换衣服等,就容易生褥疮,且难以自愈。褥疮的形成过程分为炎性浸润期、红斑期、水疱期、溃疡期。

病案:烂了3年的褥疮终于痊愈

菜农孙老伯患了脑血栓后遗症,半身不遂已经4年有余。因膝下无子,老伴又有心脏病,收入微薄只能勉强维持生活。自中风那天起,他就一直卧病在床。半年之后,他臀部的皮肤开始发红,接着破溃,之后感染、溃烂、化脓。老伴只好请家门口的私人诊所大夫上门给孙老伯清创换药,做简单的对症处理,但治疗数月创面依然不愈合。后又用安徽医科大学第一附属医院的内部制剂"制痂酊"外涂,效果也不够理想,且褥疮面有扩大的趋势。因孙老伯行动不便,由我负责为他上门治疗。

初诊查体:患者神情萎靡、半身不遂、肌肉中度萎缩,褥疮面积有5 cm×6 cm,深1～1.5 cm,创面中心呈苍白色,周旁的组织紫黑溃烂,流着黄水,有臭味。治疗经过:①取褥疮表面分泌物做脓液细菌培养,示:金黄色葡萄球菌感染;②常规清洗创面,清除腐烂组织及脓液;③取12号一次性注射针头于创面周围紫暗色皮肤点刺5～7针(围刺法),流出约20 mL紫黑色瘀血,再用艾烟熏灸创面40 min,1日熏灸1次,同时针刺大椎、肾俞、关元、足三里穴,扶正祛邪。经过10余天的治疗,创面颜色变红,新鲜肉芽长出,面积缩小,深度慢慢变浅。前后治疗20余天,孙老伯近3年的褥疮终于痊愈了。

中医辨证分型

1.气血虚弱:局部皮肤色红,轻度肿胀或破溃,全身衰弱无力,食欲不振,舌质淡,苔白,脉沉细。治则:补益气血。

2.脉络瘀滞:久病卧床,导致受压部位气血瘀滞、血脉不通,以致肌肉失养,溃腐成疮、流脓,舌质淡,舌边有齿痕,脉沉涩。治则:活血化瘀。

治疗

1.主穴:阿是穴。

2.配穴:委中。

3.治法:阿是穴围刺法,配合艾烟熏灸患处。

笔者按

中医认为褥疮多因久病卧床、气血运行失畅、肌肤失养,后摩擦皮破、染毒而成。该患者属于久卧体虚,气滞血瘀引起局部微循环障碍,引发蕴毒腐烂。西医多采用清创、换药,抗生素等治疗方法;中医也不外乎内服清热解毒、活血化瘀的药方,外用祛腐生肌的膏药。但由于患者局部血运不好,所以久难治愈。我们采用的刺血、针刺、熏灸法治疗褥疮,既简便又省钱,且疗效较好。现代医学研究证明,艾烟有良好的抑菌作用,艾熏可使局部组织血行旺盛,血供充足,促进肉芽生长,艾烟之温热还具有滋润和干燥创面的功效。加上刺血、针灸具有消炎、祛腐、生肌之效,综合治疗,标本兼治,疗效显著,最终治愈褥疮。

(十四)腰椎间盘突出症

腰椎间盘突出症是临床较为常见的疾病之一,主要是因为腰椎间盘各部分(髓核、纤维环及软骨板),尤其是髓核,有不同程度的退行性改变后,在外力的作用下,间盘的纤维环破裂,髓核组织从破裂之处突出(或脱出)于后方或椎管内,导致相邻脊神经根遭受刺激或压迫,从而产生一侧下肢或双下肢麻木、疼痛等一系列临床症状。腰椎间盘突出症以腰4—5、腰5—骶1发病率最高,约占总发病率的95%。

腰椎间盘突出症的基本病因:①腰椎间盘的退行性改变;②外力作用,如急慢性腰扭伤;③姿势不当;④腹压增高(咳嗽、打喷嚏、大便秘结时用力过大);⑤风、寒、湿邪入侵均可导致腰椎间盘突出。

病案:孝子放下心头重担

方主任是个孝子,整天为老父亲的腰痛而苦恼。繁忙的工作之余,他利用一切关系四处打听哪位医生能够治好他父亲的腰痛。然而找了不少专家治疗,效果都不够理想。西医主张手术治疗,可父亲惧怕开刀,怎么也不愿意手术。即便腰痛,老父亲还忍痛接送孙子上学。谁知没过几个月,原本就腰腿疼痛的父亲,因抱着孩子上下楼又再次扭伤了腰。去医院一查,诊断为腰椎间盘突出症。吃药打针,推拿针灸,理疗贴敷,都只能暂时缓解疼痛。腰部稍微用力,疼痛就加重。方主任辗转来到我科,听说刺血可以治疗腰痛,立马把老父亲带来了。患者自诉:腰痛数年,近几月加重,疼痛有时向臀部、大腿后方、小腿外侧、足部放射,打喷嚏及咳嗽时疼痛加剧。

根据患者的临床症状、体征,结合腰部 MRI 检查结果,诊断该患者为:腰 4—5、腰 5—骶 1 椎间盘突出伴椎管狭窄。

治疗:先刺委中、相应的腰椎 4—5 及骶 1 的华佗夹脊穴,再刺右侧阳陵泉、昆仑穴。刺血完毕,清艾绒悬灸命门、神阙穴各 30 min,每天 1 次,刺血半月 1 次。二诊(10 d 后)诉:放射痛消失,但腰痛症状只是减轻。再次刺血:腰俞、委阳穴,嘱其继续艾灸。三诊诉:腰痛基本消失,但麻木感还有,改为埋线治疗。取穴:肾俞、腰俞、阳陵泉、足三里穴,半月 1 次。3 次埋线后,诸症消失,行走正常,可以抱孩子上下楼。1 年后随访,未见复发。

中医辨证分型

1.气滞血瘀型:腰部刺痛,痛点明显,舌暗红色,有瘀点、瘀斑,脉细涩。治则:理气化瘀。

2.风寒阻络型:腰部疼痛,遇寒加重,保温减轻,舌质淡、苔白,脉沉。治则:祛风通络。

3.湿热下阻型:腰部疼痛,痛处发热,遇热痛甚,气候变化症状加重,舌质红、苔黄腻,脉滑。治则:清热祛湿。

4.肝肾两虚型:腰冷疼痛,口苦咽干,伴腰膝酸软,缠绵数年,舌质淡、苔薄白,脉沉无力。治则:滋补肝肾。

治疗

1.主穴:委中、相应的腰椎夹脊穴。

2.配穴:病变在足少阳经,选风市、阳陵泉穴;病变在足太阳经,选腰俞、昆仑穴。

3.刺法:先刺主穴和相应的腰椎夹脊穴,再刺配穴。

笔者按

腰椎间盘突出症是西医的诊断名,中医没有此病名。中医把该症统归于腰痛、腰腿痛的范畴内。《外科证治全书》中曰："诸痛皆由气血瘀滞不通所致。"用力过度，脉络充血而外渗，可形成瘀血；若心气不足，血脉不通，血液瘀滞，亦可形成瘀血，瘀处于腰部，疼痛由生。由此可知，中医学认为腰腿痛与肝肾虚衰、正气不足、气血凝滞和感受风寒湿邪关系密切。

刺血、艾灸、埋线三法综合运用治疗此证，既不用手术，又无须吃药，疗效显著，治愈率高。因刺血可以直接改善腰部肌肉的血液循环，随着瘀血的不断清除，可大大缓解神经受压迫的症状。同时，针灸可以消炎消肿，缓解肌肉痉挛；穴位埋线可以增强机体的免疫力，延长针刺的强度和刺激时间，君臣合力，病去体安。

(十五)跟骨骨质增生

跟骨骨质增生俗称"跟骨骨刺"，是中老年人的多发病，多数人因脚后跟长骨刺，引起滑囊周围无菌性炎症。由于牵拉骨膜上的足底筋膜，跟骨下骨刺在早期形成阶段可引起疼痛，此时骨刺很小，甚至 X 线摄片检查也不能发现。随着骨刺增大，疼痛常消失，这或许与足部的适应性变化有关，此时 X 线摄片上可见典型的骨刺，但却没有症状。经过一段无症状期以后，由于局部外伤，骨刺可自发地产生疼痛。

长了骨刺并不意味着一定要开刀才能治好脚痛，只要防止骨刺周围的滑囊发炎便能防止脚痛。西医常用的治疗方法是口服非甾体抗炎药，中医亦可用针刀、中药、针灸、按摩、偏方等方法治疗。

骨刺属中医的"痹证"范畴，亦称"骨痹"。中医认为本病与外伤、劳损、瘀血阻络、感受风寒湿邪、痰湿内阻、肝肾亏虚、骨质增生等病因有关。

病案十五：跟骨骨刺的刺血治疗

陈某，男，53 岁，工人。2013 年 6 月 3 日就诊，诉：右侧足跟痛 5 月余，早晨起床站立时疼痛较重，起床下地第一步痛不可忍。平时时轻时重，走路时脚跟不敢着地，有石硌、针刺的感觉，行走片刻后疼痛减轻，但行走过久小腿发胀麻木，疼痛加重。去医院拍片，显示脚跟部有突出骨刺。医生诊断为右跟骨骨质增生，予以穴位封闭、中药外敷、理疗等方法治疗，效果不显。

检查：右足跟内侧压痛(＋＋)，局部略肿，骨结节处有压痛。X 线摄片示：右足跟骨结节处有 0.2～0.5 cm 大小鸡嘴样增生。

刺血治疗：选仆参、水泉、悬钟穴以及申脉穴附近充盈的静脉血管，常规消毒，直接刺破血管，放出紫黑色的瘀血，至出血自行停止即可。刺血完毕，嘱其艾熏患处 30 min，每日 1 次。

5 天后二诊：自诉脚后跟疼痛减轻，可以着地，但行走时间稍长仍感脚后跟底部疼痛。再选申脉、太冲穴，脚跟上一寸压痛敏感处刺之，出紫黑色瘀血 5 mL，嘱其继续艾熏。1 周后三诊：自诉脚后跟疼痛大有好转，走路远一点疼痛也不明显，小腿不再麻木发胀。改为针刺治疗,隔天1次。治疗1周,足跟痛症状消失。

中医辨证分型

1.寒湿阻滞:足跟冷痛,遇阴雨天疼痛加重,得温痛减,形寒肢冷,舌质淡红,苔薄白或白腻,脉濡缓。治则:散寒除湿,通痹止痛。

2.瘀血阻滞:足跟刺痛、拒按,入夜尤甚,活动受限,舌质紫暗或有斑点,脉涩。治则:活血通痹。

3.肝肾亏虚:足跟疼痛,喜按喜揉,头晕耳鸣,失眠健忘,腰膝酸软,舌淡,苔白,脉沉细无力。治则:滋补肝肾,强筋壮骨。

治疗

1.主穴:仆参、太溪、申脉。

2.配穴:三阴交、足三里(寒凝阻滞);太冲、太溪(肝肾亏虚);悬钟、水泉(瘀血阻滞)。

刺法:刺主穴2个,配穴2个。

笔者按

跟骨骨质增生是一种常见病。目前临床上更多地将其称为"跖腱膜炎"。跖腱膜炎,临床表现为足跟压痛、脚底疼痛,早晨重、下午轻。治疗方法分保守治疗和手术治疗,前者有红外线照射、热敷理疗、针灸推拿、按摩、局部封闭、神经阻滞、牵引、口服中药等治疗方法。手术虽可切除骨刺,但仅限于极少数压迫神经、血管的骨刺,造成严重功能障碍,经保守治疗无效的严重骨刺,因为手术本身也是一种创伤,对一些患者会造成无菌性炎症,甚至可能刺激骨质增生得更快,且手术后有高达40%的患者在15年之后会复发。所以,手术切除并不一定能彻底根治骨刺。

采用刺血疗法治疗此病,主要是调节足跟部的气血循环状态,改善局部经络瘀滞,使足跟血行通畅,疼痛自然消失。

(十六)血管闭塞性脉管炎

血管闭塞性脉管炎,又名特发性坏疽,是一种较常见的慢性进行性血管疾病。临床主要表现为患肢局部的皮肤颜色和温度改变、间歇性跛行、静止性疼痛,严重者可并发溃疡、坏疽,青壮年男性最易罹患此病。现代医学对脉管炎的发病机制至今尚无统一认识。一般认为,多与交感神经功能紊乱及自身免疫反应等密切相关,吸烟是目前国内外公认的诱发因素。此外,寒冷、潮湿、感染、创伤等都可以成为潜在的诱因。血管闭塞性脉管炎在中医学中属于"脱疽"范畴,又称为"脱痈""十指冷落"。由于该病病程长且若不及时治疗,病变逐渐加重,可导致溃疡或坏疽,致残率较高。

病案:久治不愈的脚趾

李某,庐江人,是一位 65 岁的孤寡老人。因为家里太穷,独自一人过了大半辈子。3 年前走路时出现左脚疼痛,走路时间久了就会感觉左腿发沉、腿肚酸胀。后来他发现左脚的皮肤慢慢发紫、变凉,间歇性跛行并伴有十分明显的疼痛。随后左中趾出现溃烂、流脓,在当地医院久治不能收口。经安徽医科大学第一附属医院检查诊断为血管闭塞性脉管炎。行腰交感神经节切除术,截掉已经溃烂坏死的左足第二趾,但疼痛依然未见缓解。

看着老人每天满面痛苦的样子,村干部把他领至我院下乡医疗队里我的诊室。

"王医生,这样的病你能够医治吗?"村干部问。

"让我先看看再说吧!"

老人被扶上诊疗床,我翻阅了他的病历,查看了他的左脚:左脚面皮肤暗紫发黑,足背动脉搏动消失,左脚中趾术后切口依然溃烂,有少许脓性分泌物。老人面色黄黑消瘦,脉沉细,苔白腻。辨证:阴寒凝滞,血瘀阻络。治则:温经散寒,祛瘀活血。治疗:首选左委中、内庭、解溪穴刺之,放出瘀滞的黑血 10 mL。辅助艾烟熏灸,1 日 2 次,每次 40 min。一周后观察患处:溃烂处未见脓性分泌物,伤口颜色转红,疼痛感减轻。再刺冲阳、太冲、足三里穴,继续艾烟熏灸,1 日 2 次。10 d 后,老人左脚的皮肤慢慢由暗紫色转为红色,溃烂的伤口渐渐缩小、干燥。三诊刺丰隆、八邪穴出血。经过 3 次刺血,针灸 15 次,老人的烂脚基本痊愈,也不再疼痛。老人开心极了,特地亲自蒸了一笼包子送到我们医疗队,开心地说:"王医生治好了我的病,我没有什么可以感谢的,只能亲自做一些包子送给大家吃,以表谢意!"

中医辨证分型

1. 血瘀阻络:患肢固定持续性疼痛,静止疼痛明显。皮肤色紫红或青紫,肉萎毛枯,舌质红绛成紫暗有瘀斑,舌苔薄白,脉沉细涩。治则:活血化瘀。

2. 热毒伤络:患肢发生溃疡或坏疽,继发严重感染后,红紫痛剧,肿势散漫,脓液恶臭,高热寒战,烦躁,大便干、小便赤,舌质红绛,舌苔黄腻,脉弦滑洪大或弦细数。治则:清热解毒。

3. 阴寒凝滞:患肢麻木疼痛,局部皮肤苍白,触之冰冷,遇冷加重,得温则减,创面色白或暗红,经久不愈。舌质淡,苔薄白,脉沉细而迟。治则:温经散寒。

治疗

1. 主穴:腰阳关、委中、解溪、内庭。

2. 配穴:丘虚、三阴交(热毒伤络);太冲、足三里(阴寒凝滞);八邪、丰隆(血瘀阻络)。

3. 刺法:主穴 2 个,配穴 2 个,再选择患者局部静脉显现的血管刺之。

笔者按

血管闭塞性脉管炎是一种常见的周围血管慢性闭塞性炎性病变,属于中医学"血瘀证"和"脱疽"范畴。西医的治疗方法分为两种:①非手术疗法:药物疗法,中医中药,血管扩张剂,去纤维蛋白治疗等。②手术疗法:胸或腰交感神经节切除术;肾上腺切除术;动脉血栓内膜剥除术。

刺血疗法治疗此证,既无须用药,也无须手术,成本低,见效快。它是通过改善血液循环,促进侧支循环形成,改变患者血管状态,从而使患者的临床症状得以改善和恢复。同时也证实了中医以通为用治疗功效。

(十七)急性蜂窝织炎

急性蜂窝织炎是皮下、筋膜下、肌间隙或深部蜂窝组织的一种急性弥漫性化脓性感染,其特点是病变不易局限,扩散迅速,与正常组织无明显界限。炎症可由皮肤或软组织损伤后感染引起,亦可由局部化脓性感染灶直接扩散经淋巴、血流传播而发生。致病菌多为溶血性链球菌或金黄色葡萄球菌,也可为厌氧菌、大肠杆菌等,也可以是多种致病菌的混合感染。在免疫缺陷患者中,偶见革兰阴性菌引起的蜂窝织炎。

本病好发于颈项部、下肢、足部、外阴及肛周等处。患处一般呈弥漫性红肿、边界不清,其上可见水疱,中央炎症明显,局部有疼痛及压痛感,可出现波动、破溃、排脓,亦可不破、吸收、消退。发生于指(趾)称为"瘭疽"。慢性蜂窝织炎致皮肤局部变硬、萎缩时称为"硬化性蜂窝织炎",常伴发热、寒战等全身症状。

病案:可怕的砍头疮

64岁的张大爷,1个月前颈项部生出好几个小红点,后联结成一肿块,红肿坚硬、剧痛,口服多种抗生素治疗效果不明显。后改用中药外敷,效果还是不好。随后肿块溃烂,创面有数个脓头,同时伴有畏寒、头痛、纳差、睡眠差、肢体萎软等症状。去当地医院输液抗感染治疗后,不再发热,头痛减轻,但颈项后的脓头并未收口,且越烂越大。有邻居告诉他:"老张呀,不能掉以轻心呀,你这是得了'砍头疮'呀!要赶紧治,不然颈子都能烂掉!"张大爷吓坏了,四处打听哪里能够治好他的烂脖子。

真是天无绝人之路,在朋友的引荐下他来到我们科。查体:患者面色萎黄,精神差,唇燥口干,项部肌肉红肿僵硬,皮肤紫暗,创面呈蜂窝状,面积约在 2 cm×3 cm范围,脓液稀薄带血水,脓液培养示:绿脓杆菌生长。

治疗:常规清创,去除腐烂组织;大椎、风池穴刺血;创面采用散刺数针,加拔火罐,拔出脓血 20 mL;辅助艾烟熏 1 h 后用消毒纱布覆盖。第二天一大早,张大爷就来到诊室外面等候,看见我后高兴地说:"王大夫,你的技术太好了,才治疗 1 次,我脖子的疼痛就好多了,今早起来一摸,肿也消了不少。"第二次治疗:再散刺创面加拔罐,脓血大减,刺委中穴;配合针刺肩井、风府、肺俞穴,继续艾熏。总共刺血4次,针灸2周,张大爷的"砍头疮"终于治好了。

中医辨证分型

1.热毒炽盛:肿块色红灼热,根脚收束,上有粟粒样脓头,疮面腐烂,脓液黄稠,发热口渴,便秘尿赤,舌红苔黄,脉弦数。治则:清热利湿,和营托毒。

2.阴虚火炽:疮形平塌,根脚散漫,疮色紫滞,疼痛剧烈,脓腐难化,脓水稀少或带血水,全身高热,烦躁,口渴,大便秘结,小便短赤,舌质红,苔黄,脉细数。治则:滋阴生津,清热解毒。

3.气虚毒滞:肿势平塌,化脓迟缓,皮色赤暗不泽,脓水稀少,腐肉难脱,疮口成空壳,伴畏寒、高热、精神萎靡,面色少华,口渴喜饮,小便频数,舌质淡红,苔白腻,脉数无力。治则:扶正托毒。

治疗

1.主穴:阿是穴。

2.配穴:颈项部选风池、大椎;背部选曲泽、委中。

3.刺法:选主穴阿是穴,配穴按发病部位选穴,主要选择经络所行部位显见的静脉血管。

笔者按

"脑疽"又称"脑后发",民间俗称"砍头疮"(在旧社会,劳苦大众得了此病,因为无钱治疗,任其溃烂,据记载最终能致脖颈溃烂而亡,其实是毒邪内陷,引起败血症导致死亡)。中医学认为本病多因感受风火湿毒,蕴于肌腠,阻滞经络,气血凝滞所致,也可由局部疮疖等毒邪扩散而继发。该患者感染的是铜绿假单胞菌(原称绿脓杆菌),这种菌在自然界分布广泛,为土壤中存在的最常见的细菌之一。水、空气、正常人的皮肤、呼吸道和肠道等都有该菌存在。由于该患者滥用广谱抗生素,而铜绿假单胞菌对多种抗生素能快速产生耐药性,因而治疗效果不显。刺血治之,既有祛腐生新,又有促进组织细胞再生和修复的功能;针刺既能消炎止痛,又可增强机体抗病能力;艾烟熏灸,可以杀灭多种细菌,尤其是对耐药性极强的铜绿假单胞菌,艾烟熏灸1h,就能将其杀灭(临床上我们做过艾烟的抑菌实验)。三法合用,虽称不上一绝,但的确值得同道们参考借鉴。

(十八)半月板损伤

半月板损伤原因:①外伤:常因急性损伤,膝关节受到暴力。膝关节在屈曲时做强力外翻或内翻,内旋或外旋,半月板上面随股骨髁活动幅度较大,而其下面与胫骨平台之间形成旋转摩擦剪力,突发的动作力量很大,旋转碾锉力超过了半月板所能允许的活动范围时,即可引起半月板的损伤。②退行性改变:退行性改变造成的半月板损伤可无明显的急性损伤史,通常是由于常需半蹲位或蹲位工作,长期重复膝关节屈曲、旋转和伸直动作,半月板多次被挤压和磨损而导致裂伤。

病案:她终于扔掉了拐杖

铁四局医院手术室的张护士长是个孝顺的女儿,因不忍远在家乡的父母无人照顾,所以将退休的双亲接来和自己一起生活。舒适的起居条件,的确让年迈的父母感受到晚年子孙绕膝的幸福。但母亲的腿疾一直是女儿的心病,母亲退休后一直在上老年大学,在一次运动中过于用力,造成右膝关节半月板撕裂,当时她并未在意,只是感到膝关节疼痛,行走时有停顿感,休息一会儿疼痛就会有所缓解。后来疼痛加重,经安徽医科大学第一附属医院确诊为右膝关节半月板三度撕裂,在骨科做了半月板切除术。术后发现患者同时患有骨质疏松、骨刺,所以一直在服药,但膝关节依然红肿,疼痛也不见减轻。先后去了几家省里的大医院,专家们都说:因为切除了半月板,膝关节没有了缓冲垫,运动起来容易产生疼痛感,建议吃一点非甾体抗炎药缓解症状。

女儿不相信母亲的腿就真的只能一辈子拄着拐杖,她听说我院的张教授中医医术高明,又找他开了 2 个月的中药,吃完药后右腿关节还是疼痛,不能行走。针对这种情况,张教授将其转至我科。

当我查看这位母亲的膝关节时,也吓了一大跳。她右膝关节肿胀特别明显,不能伸直,半月板切除的地方,有一条长约 8 cm 的蚯蚓样疤痕,压之疼痛。听了她女儿的介绍,我为难地告诉她们:"由于关节开过刀还切除了半月板,治疗起来有点难,是否能彻底治愈,我尽力试试,但治疗过程有点痛苦,不知你母亲能否接受?"

"只要能让我不痛、可以走路,再残酷的治疗方法我都可以接受!"

这位坚强的母亲给我的回答让我坚定了给她治疗的决心。

首次治疗,选双膝眼、鹤顶、委中穴采用围刺法刺血。除了委中穴出血约 1 mL外,其余 3 个穴位上只有针眼,拔火罐后,也只见针眼处点点血痕,瘀血拔不出来,如何是好,只能暂时改为针灸。1 周后二次刺血,终于刺出瘀血 50 mL,清艾条熏灸关节半小时,1 日 2 次。刺血后的次日,肿胀的膝关节开始消肿。半月后行第三次治疗,取委阳、膝中、阿是穴刺血。前后在红肿的膝关节周围刺出约 200 mL瘀血。之后历经 3 个多月的治疗,针灸 20 余次,这位母亲终于甩掉了拐杖。她的右腿可以伸直了,也不疼了,不但可以行走,还能够简单地跳跳舞。

我告诉她,因为半月板被切除了,运动稍多还是会造成关节摩擦疼痛,所以不能过多运动,同时要注意关节保暖,还要定期来我科巩固治疗,以维持疗效。

治疗

1. 主穴:阿是穴、膝眼、鹤顶、委中。

2. 配穴:阳陵泉、足三里。

3. 刺法:主穴 2 个,配穴 1 个。

笔者按

半月板损伤在中医属"筋伤"范畴,主要由于劳累、外伤、感染等原因致机体免疫力低下,脏腑功能亏虚,风、寒、湿邪乘虚侵入机体,凝滞关节、经络而致。临床上我们采用刺血疗法治疗此证,效果很好。由于该患者半月板被切除,关节周围的红肿一直存在,长时间的气血瘀滞,造成肿胀不能消退,疼痛肯定时时存在。

治疗此证的关键是祛瘀活血、通经活络,通过刺血、针刺、艾灸使红肿消退,炎症改善,关节不再肿胀,疼痛自然减轻。但由于该患者的关节失去了缓冲垫(半月板),因此日后对关节的保养和巩固治疗不能忽视。

(十九)肩周炎

肩周炎是以肩部疼痛、痛处固定、活动受限为主症的疾病。因本病多发于 50 岁左右的成年人,故俗称"五十肩"。后期出现肩关节的粘连,肩部呈现固结状,活动明显受限,又称"肩凝症""冻结肩"等。

肩周炎的发病与体虚、劳损和风寒侵袭肩部等因素有关。本病病位在肩部筋肉,与手三阳、手太阴经密切相关。基本病机是肩部经络不通或筋肉失于气血温煦和濡养。无论是感受风寒,痹阻气血,或劳作过度、外伤损及筋脉,气滞血瘀,还是年老气血不足,筋骨失养,皆可导致本病。

本病相当于西医学的肩关节周围炎。早期以疼痛为主,后期以功能障碍为主。其发病原因如下:①本病大多发生在 40 岁以上的中老年人,软组织退行性病变,对各种外力的承受能力减弱;②长期过度活动、姿势不良等所产生的慢性致伤力;③上肢外伤后肩部固定过久,肩周组织继发萎缩、粘连;④肩部急性挫伤、牵拉伤后治疗不当等;⑤颈椎病,心、肺、胆管疾病发生的肩部牵涉痛,因原发病长期不愈使肩部肌肉持续性痉挛、缺血而形成炎性病灶,进而转变为真正的肩周炎。

病案:肩部疼痛让他选择回国治疗

尤某是一位美籍华人,10 年前他留学美国,后定居在美国加州,从事生物学研究工作。长时间在电脑前伏案工作,使得这位刚过不惑之年的年轻博士,过早地患上了"五十肩"。他的右肩从开始的一点点酸痛,到后来疼痛进行性加重,痛及项背,活动受限,抬臂困难。久坐疼痛更明显,打字时间一长,手指便会麻木。更让他受不了的是,每天夜里都被右肩痛醒。医生给他开了大量的止痛片、肌肉松弛剂,但吃了只能暂时缓解疼痛,不能解决根本问题。为此他去了唐人街,找了一些华人推拿师推拿,之后又接受了针灸治疗,可是治疗了一个多月,还是没有治好。随着时间的推移,他的肩痛越发厉害,见在美国治疗效果不佳,无奈之下他想到了回国治疗。于是他放下手中的工作,回到自己的故乡——合肥。

第二天在朋友的带领下,尤某来到了我们科。经过检查:他的右斜方肌上部、冈上肌、三角肌均有压痛;右肩肌肉较左肩肌肉萎缩;上臂抬举至 70°即感疼痛难忍,外展、内旋、后伸均受限;肩关节 X 线摄片(一);颈椎片示:第 5—7 颈椎后缘增生。

治疗:大椎、肩三针、尺泽穴刺血加拔罐,拔出瘀血 30 mL;艾灸 30 min。3 d 后主诉:夜里疼痛减轻,活动依然受限。再次选择天宗、风池、手三里穴刺血。嘱其加强肩部功能锻炼。1 周后主诉:右臂可以抬高许多,手指不再发麻,疼痛也大大减轻。改为针灸,隔日 1 次,1 个疗程后,诸症消失,各种活动均正常。

中医辨证分型

1. 风寒侵袭:肩痛较轻,病程较短,疼痛局限于肩部,多为钝痛或隐痛,有麻木感,不影响上肢活动,局部发凉,得暖痛减,舌苔白,脉浮紧。治则:祛风散寒,通络止痛。

2. 寒湿凝滞:肩部及周围肌肉疼痛剧烈,昼轻夜甚,病程较长,肩痛不能举,肩部寒冷、麻木、沉重、畏寒,舌淡、胖,苔白腻,脉弦滑。治则:散寒除湿,化瘀通络。

3. 瘀血阻络:外伤导致或久病肩痛,痛有定处,呈针刺样疼痛,拒按,肩部活动受限或局部肿胀,皮色紫暗,舌质紫暗,脉弦涩。治则:祛瘀、通络、止痛。

4. 气血亏虚:肩部酸痛麻木,肢体软弱无力,神疲乏力,局部肌肉挛缩,肩峰突起,舌质淡,脉细弱无力。治则:补益气血,通经止痛。

治疗

1. 主穴:大椎、肩井、肩三针。

2. 配穴:尺泽、阿是穴。

3. 刺法:每次刺血选主穴 2 个,配穴 1 个。

笔者按

肩周炎属中医"痹证"范畴,临床上又称为"漏肩风""锁肩风""五十肩"。目前,对肩周炎主要采取保守治疗,包括口服抗炎镇痛药、物理治疗、痛点局部封闭、推拿、自我按摩等。同时经常进行关节功能练习,包括主动与被动外展、外旋、伸屈及环转运动。当肩痛明显减轻而关节仍然僵硬时,可在全麻下手法松解,以恢复关节活动范围。

采用刺血、针灸、艾灸综合治疗,对肩周炎疗效肯定,值得临床推广。

(二十)慢性前列腺炎

慢性前列腺炎是一种常见的男性生殖系统疾病,约 50% 以上的男性在一生中都会患上此病,只是病情轻重不同。慢性前列腺炎的发病要通过至少出现 3 个月的持续性不适症状才可初步诊断。很多人偶尔出现性生活后的局部疼痛,或者晨起时偶感尿道口瘙痒,以及性生活中少见的阳痿、早泄、性欲降低等症状,这些是前列腺炎的一些临床表现,而并非慢性前列腺炎。

慢性前列腺炎是一种可以治愈的疾病,只是治疗的时间相对较长而已。慢性前列腺炎的治愈需要患者坚持不懈地配合治疗来完成,且要选择正规的医院接受专业的治疗,医生会按照患者的身体状况以及病情的实际情况,制定规范、系统的个体化治疗方案,按疗程逐步进行治疗。

附:模式化疗法治疗慢性前列腺炎的 3 个病案

病案一:非细菌性慢性前列腺炎

36 岁的庄某,在安徽省电子科研所上班。庄某于 2005 年 10 月突然感到腰部酸痛,无法久坐,随即去医院做了系统检查,尿常规、肾功能、腰椎 X 线摄片、肝胆腹部 B 超以及各项血液检查均显示正常。最后经泌尿外科诊为非细菌性慢性前列腺炎。吃了一段时间的药,腰部酸痛减轻。但从那以后,他相继出现浑身无力,腿脚发软,小腹发胀,阴茎疼痛,性生活早泄,极易疲劳,繁重的体力劳动或过度的脑力劳动都难以胜任。紧接着他又出现腰背部、胃脘部发凉,整天需要穿个棉肚兜护胃,就连座椅都需要一年四季放上棉垫,整个人特别怕冷。先后经诸多中西医诊治,效果不好。无奈之下,他将自己的病情告诉了西医学博士出身的表姐及表姐夫,并向他们询问此病还有哪些更好的治疗方法。他们来电告知,到目前为止,医学界对慢性前列腺炎的治疗,尤其是非细菌性慢性前列腺炎,尚没有什么更好的方法。

这一番话彻底摧毁了他对生活的信心,整个人无精打采,每天机械地上下班,对什么都提不起兴趣,好像世间的一切都与他无关,几近崩溃。一天他在《新安晚报》中看到了一篇《银针扎出健康人生——一位女针灸专家的手记》,于是决定到我的科室试试看。

"王医生,报上介绍说你用针灸可以治好慢性前列腺炎,是真的吗?因为我表姐和表姐夫都是西医学博士,他们都认为这种病难治,你真得有办法帮我治好吗?我得的是非细菌性慢性前列腺炎,各项检查都正常,就是一大堆症状,怎么都治不好!医生,我都快要疯了!你真的能治好?"

望着面前这位有点腼腆的小伙子,我仔细询问了他的病情,通阅了他的病历后告诉他:"刺血针灸治疗此病效果很好,但方法有点痛苦,你可以承受吗?"

"只要不吃药,只要能治好,再痛苦的方法我都能咬牙坚持!"

在接下来的治疗中,我才知道这个小伙子天性怯医,特别恐针。每次治疗前,他都让我等一等,等他用牙咬着自己的前臂后,才让我施针。这近 8 个疗程的时间治下来,他前臂的皮肤被他咬出了许多牙印。好在他对我们的全套治疗方案——经络大刮痧、刺血、针灸、穴位埋线等都一一接受,他挑战了自己恐医的极限,最终取得了胜利。随着病情一天天好转、症状一天天改善,小伙子的愁云渐渐散开,人也变得儒雅健谈,我们从儒学道家谈到《论语》《山海经》,最终他成了我的好朋友。10 年过去了,他的前列腺再也没有出现问题。

病案二：炮院军人的苦恼

彝族小伙子哈赤儿，是解放军炮兵学院（现为中国人民解放军陆军炮兵防空兵学院）的一名军人。他非常用功，自从上了军校就更加努力学习，一刻也没放松过，最后以优秀的成绩毕业，并留校升为排长。正当小伙子甩开膀子准备为自己的理想大干一场时，不知为何一贯身体素质较好的他，在一次军训中突然出现尿急、尿频、尿痛的症状。因为训练比较紧张，他对自己的这点毛病并未在意，好在一个多月后这些症状自然消失了。可是慢慢地他开始感到腰酸、腰痛，有时症状厉害得让他几乎不能坚持训练。他去了解放军第一〇五医院就诊，检查结果没有问题。医生开了一些治疗腰痛的药给他，但他吃了之后仍不见好转。后来他又去了安徽省立医院，泌尿科的医生给他做了前列腺液检查，确诊为慢性前列腺炎。他先后服用了大量药物，可非但没有起效，反而腰酸痛得更加厉害，还再次出现了尿频、尿急、尿不尽，最让他难以忍受的是，每天早晨的第一次小便以及临睡前的最后一次小便，尿道中都会流出少许白色线状分泌物，且尿道口酸胀、刺痛明显，并伴随性功能障碍。恼人的慢性前列腺炎让他痛苦万分，吃不好睡不香，直接影响正常的工作和学习。2006年的3月初，他来到我们科，要求接受针灸治疗。

3月14日的前列腺液检查示：卵磷脂（＋），白细胞（＋＋＋），脓细胞（＋＋）。前列腺B超示：前列腺大小为 40 mm×26 mm×27 mm，内部回声增强模糊，分布不均匀。3月16日开始治疗，在这之前我让他停服一切药物，接受我们的前列腺炎模式化疗法（方法同上）。2个疗程过后，诸症减轻，4个疗程结束，腰部不再酸痛，尿频、尿急、尿痛症状消失，但小便后尿道的刺痛感还存在。继续按上法又治疗了2个疗程，哈赤儿的慢性前列腺炎症状基本消失，性功能也恢复正常。前列腺液复查示：卵磷脂（＋＋＋），脓细胞（－），白细胞（－）。小伙子高兴地对我说："没有想到中医的刺血针灸术如此厉害，吃药都治不好的病，您给我治好了！多谢您了，王医生，我可以回家乡结婚了！"小伙子脸上洋溢着幸福的微笑。

病案三：他的精子恢复了活力

28岁的何某，结婚3年，妻子一直没有怀孕，去医院检查后被告知妻子输卵管积水，丈夫的精子数量不够且成活率不足，有死精现象，还伴有慢性前列腺炎。小两口攒了几年的钱先后都送进了省里各大医院的妇科和泌尿外科。眼看存款一点点减少，两人的病却无好转，何某的病反而日趋严重，夫妻俩心急如焚，后经朋友介绍，来我院就诊。

还记得那天，他们来到我的诊室，妻子向我哭诉自己的病情："我们辛苦攒下的一两万元都吃药吃完了，可吃了近两年，也不见病好。我的小腹一直隐痛，月经量少，颜色暗紫。半天站下来，腰酸得都直不起来。怀不上孩子，病也治不好，几年了我们都不敢回家探亲。"

何某见妻子辛酸的样子，无可奈何地对我说："我先是查出精子量少、成活率低。在久治不愈的情况下,又出现了尿频、腰酸、会阴部疼痛。后来在安徽医科大学第一附属医院泌尿外科又查出患了慢性前列腺炎。我现在开车的时间不能长,因为坐久了会阴部就疼痛难忍,医生呀,我吃药都吃怕了,胃也给吃坏了,一天到晚不知道饿,你这里是我们最后的希望了!"

望着小两口痛苦而又充满希望的目光,我的心微微紧缩,暗暗决定一定尽全力让他们看见希望。

"得了病不要太紧张,每个人来到世间都会遇上各种磨难,我是医生,一定会想办法治好你们的病。尽管我保证不了能治愈你妻子的不孕症,但你俩的病我会尽力治疗,只要病好了,孩子终归会有的。"

我的话似乎让他们松了一口气。

接下来,我对何某也采取了慢性前列腺炎的模式化治疗方法,又加了健脾补肾、固阳活精的俞穴。而针对他妻子的病情,我采用了疏通肝、脾、肾3条阴经,调理督脉、胃、胆三阳经的方法,同时配合刺血疗法,以祛瘀生新,调节月经量。又取腰部15针针法,以改善膀胱经、督脉两条经脉的气血瘀滞状态。如此治疗了2个多月,小夫妻俩的病情都大有好转,妻子的腰不酸了,小腹一直隐痛的症状也消失了,丈夫的死精状况大有改善,经检查,精子成活率提高了,尿频也减少了,但会阴部坐久了还会疼痛。继续按上法又治疗了1个多月,他们的症状基本都消失了。

一天,小两口提着2罐自制的家常泡菜来到我的科室。红光满面的妻子和满脸笑容的丈夫对我说:"王医生,太谢谢你了,我们的病终于让你给治好了。现在我们已经不难受了,病治好了我们就开心了,生不生孩子看天意吧,没有什么能表达我们的感激之情,这些小菜是自己做的,就当是我们的一点心意吧!"

中医辨证分型

1.热毒壅盛:多见于急性前列腺炎,持续高热,口渴喜冷饮,会阴部热痛,常向两侧股骨沟放射,尿道灼热疼痛,小便淋漓涩痛,可见脓尿或血尿,大便秘结,舌红、苔黄,脉洪数。治则:泄热解毒。

2.阴虚火旺:多见于慢性前列腺炎。小便频数,排尿灼热,遗精早泄,尿末滴白或有血精,头昏耳鸣,口燥咽干,五心烦热,舌红少苔,脉细数。治则:滋阴清热。

3.湿热下注:小便短赤、浑浊,尿频,尿急,尿痛,尿道口滴白量多,会阴部胀痛,口苦且黏,大便黏腻不爽,舌红、苔黄腻,脉弦滑数。治则:清热利湿。

4.湿热瘀滞:多见于慢性非细菌性前列腺炎。腰骶、小腹、会阴部胀痛不适,尿频,热涩疼痛,尿道口滴白量多,阴囊会阴部潮湿,舌暗红、苔黄腻,脉涩或濡数。治则:清热利湿,活血化瘀。

5.肾阳亏虚:小便淋漓不尽,遇劳而发,尿频质清,尿道滴白,小腹、会阴睾丸处时感冷痛,伴阳痿、早泄,面色㿠白,神疲乏力,畏寒肢冷,舌淡苔白,脉沉细。治则:温补肾阳。

治疗

1. 主穴：会阴、阴陵泉、中极。

2. 配穴：阴茎根部4针。

3. 刺法：1个月刺血1次；辅助治疗：①督脉、膀胱、足三阴经刮痧；②穴位埋线。

笔者按

慢性前列腺炎属于中医学"精浊"的范畴，是由败精浊瘀、湿热等病邪下注于精室，精室瘀阻导致。可见，精室瘀滞是其主要病机。瘀不仅指血瘀，也包含秽浊分泌物的瘀积留滞。本法采用膀胱经至阴、中极、次髎等穴刺血，结果显示疗效较佳、操作简便、治愈率高，且不易复发。取会阴穴放血以达清利湿热、鼓舞膀胱气化的作用。会阴穴是人体任脉上的要穴，是人体精气神的通道，与督脉上的百会穴上下相通，百会为阳接天气，会阴为阴接地气，两者互相依存，相似相应，统摄着真气在任督二脉上的正常运行。会阴穴刺血能疏通体内脉结，促进阴阳气血的交接与循环，对调节生理和生殖功能有独特的作用。采用会阴穴与中极穴放血治疗可直接改善患周的血液循环，治疗诸瘀所致疼痛病症，疗效甚佳。两穴相须合用，能明显改善前列腺体局部血液循环，有利于炎症的消除、症状的消失。

（二十一）肋软骨炎

肋软骨炎又叫泰齐氏综合征，是一种好发于青年女性的疾病。发病可急可缓，急性者骤然发病，患者可感胸部刺痛、跳痛或酸痛；隐袭者则发病缓慢，发病后肋软骨处肿大隆起结块，但皮肤不红，自感胸部钝痛或锐痛，疼痛最明显处多在胸骨外缘。该病分为非特异性肋软骨炎与感染性肋软骨炎。临床最常见的是非特异性肋软骨炎，可占门诊量的95%以上，是肋软骨的非特异性、非化脓性炎症，为肋软骨与胸骨交界处不明原因发生的非化脓性肋软骨炎性病变，表现为局限性疼痛伴肿胀的自限性疾病。多发于25～35岁的成年人，且女性居多，男女之比为1∶9。老年人亦有发病，好发于第2～5肋软骨交界处，一般为多发性，见于一侧胸骨旁，或为两侧对称性，单发者以第2肋软骨常见。感染性肋软骨炎又叫化脓性肋软骨炎，是一种较少见的外科感染性疾病。

病案：肋软骨炎的刺血疗法

30岁的周女士在夏天经常吹空调。临近秋季在一次洗澡时，突然发现自己左前胸乳房上部肿胀隆起，按揉有刺痛感，后疼痛渐渐加重且向左肩部、左胳膊处放射，伴有胸闷憋胀感，每于劳累、咳嗽、平卧位时疼痛明显。医院诊为肋软骨炎，经口服镇痛药、热敷、理疗以及普鲁卡因局部封闭等法治疗后，症状得以缓解，但维持时间不长，疼痛很快复发。之后她在朋友的介绍下来到我科接受刺血治疗。

局部检查：左侧前胸部第3、4肋软骨明显增粗、隆起，肌肤表面皮肤光滑，隆起处压痛(＋＋),深呼吸及肩部运动时有疼痛感。X线摄片未见异常。治疗：①颈肩部、前胸部刮痧；②选阿是穴散刺数针,加拔罐,拔出紫黑色瘀血10 mL,尺泽穴刺血15 mL。刺血完毕,周女士立即感到胸部轻松了许多,深呼吸时疼痛也明显减轻。嘱其回去艾熏30 min,1日1次。1周后复诊,周女士的胸痛已大有好转,但肩背部仍然疼痛,胸部痛处隆起未消失。二诊刺血：选大椎、肩井、背后相应的阿是穴刺之并加拔火罐。其后,周女士又接受了3次针灸治疗、2次刮痧,诸症消失,3个月后随访,一切正常。

中医辨证分型

1. 心血瘀阻：心胸疼痛,如刺如绞,入夜为甚,心痛彻背或痛引肩背,伴胸闷,日久不愈,可因暴怒、劳累加重,舌质紫暗,有瘀斑,苔薄,脉弦涩。治则：活血化瘀,通脉止痛。

2. 气滞心胸：心胸满闷,隐痛阵发,痛有定处,遇情志不遂加重,或兼有脘腹胀闷,得嗳气或矢气则舒,苔薄或薄腻,脉细弦。治则：疏肝理气,活血通络。

3. 痰浊闭阻：胸闷痛,痰多气短,肢体沉重,遇阴雨天易发,伴倦怠乏力,纳差便溏,咯吐痰涎,舌体胖大且边有齿痕,舌苔白腻,脉滑。治则：通阳泄浊,豁痰宣痹。

4. 寒凝心脉：卒然心痛如绞,心痛彻背,喘不得卧,遇寒加重,伴形寒、手足不温、冷汗自出、胸闷气短、心悸、面色苍白,苔薄白,脉沉紧或沉细。治则：辛温散寒,宣通心阳。

治疗

1. 主穴：阿是穴、尺泽。
2. 配穴：肺俞、肩井。
3. 刺法：除尺泽穴刺显现的静脉血管外,余穴均采用散刺法。

笔者按

中医认为,此病属于"胸痹""骨痹"的范畴,其形成原因可分为内因和外因。内因肝气郁结,气滞血虚,营卫表里不和,阴阳失调,筋骨失荣；外因胸部受挫,风寒湿邪乘虚而入,阻滞筋络,致气血运行不通,不通则痛,形成胸胁骨痹。

西医一般只做对症治疗,如服用镇痛药、热敷、理疗或注射普鲁卡因局部封闭,全身或局部应用肾上腺皮质激素减轻症状。急性期可服用红霉素、吗啉双胍,或给予病毒灵等抗病毒药物。也可选用激素类药物止痛,如泼尼松或地塞米松。疼痛剧烈者或长期药物治疗而疼痛未能缓解者,或不能排除局部恶性肿瘤者,可考虑施行肋软骨切除术。

我们采用刺血、艾熏、针灸治疗此症,疗效快、疗程短、治愈率高。无须用药,更无须手术,值得临床同道借鉴与参考。

(二十二)跟腱周围炎

跟腱周围炎是跟腱及腱周部位发炎,是一种无菌性慢性创伤。跟腱周围炎患者大都无明显的直接外伤史,大部分患者是由于进行下肢负荷过多的跑跳动作,踝关节做快速屈伸,跟腱同时受强力,又反复长时间牵拉,使跟腱被拉长、拉紧,肌肉中的血管受到牵拉、挤压致使跟腱部分受损,逐渐造成跟腱产生一种疲劳性创伤,多见于运动员和参加军事训练的人员。

一般外伤性跟腱炎可因劳损、外伤等长期刺激,而出现跟腱充血、水肿、浆液性渗出、纤维性增生、粘连、囊壁增厚等现象。感染性跟腱炎可由急慢性炎症引起。钙化性跟腱炎可能与跟腱退行性病变有关。

病案:跟腱周围炎使她行走困难

我同学老吴的女儿小梅是一家宾馆的大堂经理。不但人长得漂亮,平常穿衣打扮也十分时尚得体,她脚上穿的永远都是一双高跟鞋。

由于小梅的工作需要长时间站立,加之她穿高跟鞋的频率太高,她于半年前突然感到右脚跟疼痛,由于她的膝关节时有酸痛,故医生总是把她的脚痛和关节炎联系在一起,因此吃了很多治疗关节炎的药仍不见好转,无奈之下只得住院接受治疗。输了一个多月的液,效果也不明显。病急乱投医的她开始到处求医,大小医院,各类医生,风湿科、神经内科、骨科、推拿科,一个个看下来,最后还是经骨科医生确诊为跟腱周围炎。

确诊了脚痛的病因,小梅认为这下可以治好了。谁知几个月治下来,吃药打针、理疗按摩、穴位封闭、药物浸泡,凡是能用的方法小梅都尝试了,可这疼痛的脚后跟还是不能穿高跟鞋。苦恼万分的她辞职了,整天穿着拖鞋待在家里靠上网打发时间。时间一久,小梅的身体又出现了其他问题,如头晕头痛、视物模糊、恶心欲吐、颈背僵硬、腰部酸痛,夜里失眠、多梦。不玩电脑还好,只要坐在电脑前1个小时,这些毛病就会出现。小梅觉得自己完了,脚痛没有治好,身体又出现了这么多问题。这路不能走,班不能上,电脑不能玩,自己还能干啥呢?

偶然的同学聚会,老吴向我倾诉了他女儿的痛苦,我建议他女儿接受刺血治疗。第二天父女俩准时来到我科。从她拍的几张颈椎片可以看出,她的颈椎生理弧度已经变直,5、6、7椎体边缘骨质增生。经检查我发现她整个颈背肌肉僵硬。查看脚跟:右足跟内侧压痛,跟腱稍粗,不红。小梅告诉我,她一活动就感到小腿发紧,站立时小腿后侧也会疼痛。

"你女儿除了跟腱周围炎外,颈肌也已经严重劳损,不过我先解决她的主要问题,好吗?"

"行,一切听您的。"

于是,我先让我的学生在小梅的膀胱经、肾经处刮痧,片刻过后,患者的委中、跟腱内侧的皮下即刮出严重的青紫色瘀斑。选委中、跟腱处的阿是穴、然谷穴刺血,出瘀血 15 mL,艾灸 30 min。1 周后复诊诉:脚跟疼痛已有好转。按水泉处压痛明显,持针刺之,小火罐拔之,出瘀血 5 mL。前后共治疗 4 次,跟腱疼痛消失。

2 个月后,同学老吴来电话告知他女儿已经上班了,又可以穿高跟鞋了,人也开心许多,还说过一段时间再来找我看颈椎病呢!

我让老吴转告他女儿,高跟鞋可以穿,但一定不要忘了给脚足够的休息时间,否则脚痛会复发。

中医辨证分型

1. 气滞血瘀:各种原因导致局部血行缓慢,瘀血阻滞,气血运行不畅而痛,痛有定处,拒按,行走受限,舌紫苔薄,脉弦紧。治则:活血化瘀,消肿散结。

2. 肝肾亏虚:站立行走时跟部酸痛、隐痛、乏力,疼痛喜按,触之痛减,舌淡苔薄,脉沉细。治则:补益肝肾,舒筋活络。

3. 寒凝血瘀:气血凝滞不通而痛,拒按,喜热怕凉,舌暗苔薄白,脉沉紧。治则:温阳祛寒,活血化瘀。

治疗

1. 主穴:水泉、然谷。

2. 配穴:委中、阳陵。

3. 刺法:每次主穴 1 个,配穴 1 个,加艾灸。

笔者按

跟腱炎或跟腱周围炎均属慢性损伤。西医治标不治本,多以理疗、穴位封闭、局部用药为主。中医也多以中药内服,外敷治之。两种治疗方法均收效甚微。而刺血、艾灸治疗此证其优势在于刺血直接祛瘀,艾灸活血化瘀止痛。经络刮痧,畅通气血通道,三法共用,标本兼治,效若桴鼓!

(二十三)落枕

人们在工作或日常生活中,由于某种原因突然头颈扭闪,肌肉无准备地强烈收缩或被牵拉,导致颈肌纤维或韧带等组织发生撕裂;也有在乘坐高速行驶的汽车时突然急刹车而致颈椎快速前后摆动造成损伤;还有少数因睡姿不当所致(俗称"落枕")。

该病大多表现为单侧,男性略多于女性,主要症状为颈部疼痛及活动受限,轻者为针刺痛,重者如刀割样或撕裂样疼痛。疼痛主要在颈部,也可以模糊地放射至头、背和上肢。任何活动均可加重疼痛,以致转头时两肩亦随之转动。皮肤无任何损伤,查体可在斜方肌等受损肌肉处有明显压痛,范围广泛,有时压痛部位可有多个,局部轻度肿胀,患者的头常偏于一侧,故又称"外伤性斜颈"。神经系统检查无阳性发现。

受累的组织为肌肉或颈部筋膜和韧带组织等,肌肉多为斜方肌、提肩胛肌及胸锁乳突肌。在这些肌肉的起点、止点或肌腹部分纤维被撕裂受伤的组织出现肿胀、瘀血、出血,刺激相应的神经末梢,产生局部疼痛,引起颈肌痉挛,并通过神经传导引起头部、背部,甚至同侧上肢的放射痛。少数严重的患者亦可有神经根的刺激症状。

病案:一觉醒来头歪了

李某,男,32岁,某单位销售人员。因工作性质的缘故,常常需要在外应酬,经常喝酒喝到半夜才回家。一天晚上,李某照旧是酒足饭饱后,夜里12点才躺下睡觉。早晨起床,他突然发觉右颈脖子疼痛、强直、僵硬、不能转头,动一下,疼痛甚至牵连到肩臂部。

急来我科就诊。检查:右侧颈肩背肌肉僵硬,风池穴、肩井处均压痛(++),头颈向健侧偏斜,转向患侧即疼痛加重。追问有颈椎病史。

治疗:取大椎、肩井、风池穴刺血,加拔火罐,三个穴位共出紫暗色瘀血30 mL。刺血完毕,艾灸每个穴位20 min。治疗完毕,颈脖子即可转动。第二天诉之,症状基本消失,唯独右臂肩俞穴处还有压痛。刺之出血3 mL,疼痛消失。

中医辨证分型

1.睡姿不良,颈筋受挫:因睡姿不良,醒后突感项部刺痛,转侧受限,颈部痛点固定,舌紫或有瘀斑,苔薄白,脉紧。治则:活血化瘀,舒筋通络。

2.风寒侵淫,颈项阻痛:颈部疼痛多一侧放射,伴有颈肩麻木,或伴有恶寒、发热、头痛、身体重痛,舌淡白,苔薄白稍黄,脉浮紧或缓。治则:祛风散寒,舒筋活络。

3.肝肾亏虚,复感外邪:身体禀弱或颈部疼痛,久治未愈,颈肌麻木不仁,伴有腰酸软无力,五心烦热,畏寒肢冷,心悸气短,舌淡苔白,脉细。治则:补益肝肾,祛邪除烦。

治疗

1.主穴:阿是穴、大椎。

2.配穴:风池、曲泽。

3.刺法:主穴加配穴均刺血加拔火罐。

笔者按

落枕是颈部软组织常见的损伤之一,古称"失枕"。本病的发生与颈椎关节平坦、关节囊松弛、滑动度大等有关,也可由颈部软组织扭伤、颈椎关节紊乱、睡时枕头太高、受风寒等原因导致。

刺血治疗此证,疗效颇佳,轻者往往一次即愈,重者经2~3次的治疗也会痊愈。

(二十四)网球肘

网球肘的医学名为"肱骨外上髁炎"。本病是由于上肢关节反复内翻用力所造成的疼痛,主要指肘关节外侧的压痛。因网球运动员易患此病而得名。家庭主妇、砖瓦工、木工等长期反复用力做肘部活动者,也易患此病。由于长期劳损,可使附着在肘关节部位的一些肌腱和软组织发生部分性纤维撕裂或损伤,或因摩擦造成骨膜创伤,引起骨膜炎。

本病主要是伸指总肌、桡侧腕长短肌在肱骨外上髁附着处的慢性劳损或受到反复牵拉,局部发生肌腱附着处的微细撕裂、慢性炎症改变粘连所致。在伸肌总腱深处有一微细的血管神经束穿出,若此处受到卡压,也可产生相应的临床症状,此为慢性肌筋膜炎卡压微血管神经束学说。

病案:她的胳膊为何不能负重?

王大妈,女,48岁。因工厂倒闭,她提前退休在家。每天的家务活让她从早忙到晚。一天早上,王大妈像往常一样去菜场买菜,在拎着满满两大袋菜回家的路上,她忽然感到右手肘部一阵酸痛、发软。当时她以为是东西太重、拎时间长了引起的,也没有当回事。谁知,从那以后,她的右手持物后就感觉无力,持物不牢,右肘关节外上方也感觉疼痛,且日趋加重,直接影响右上肢的功能活动。右手不能负重,不能伸手外展,扫地、拧毛巾,甚至提壶倒水、屈肘提物时也感到疼痛无比。她前后去了多家医院就诊,中西药口服、外敷、理疗、按摩等方法治疗3个月有余,但症状都不见减轻。后经朋友介绍,特来我科接受刺血治疗。

检查:局部有轻度肿胀,关节功能不受限。肱骨外上髁有局限性压痛。伸肌腱牵拉试验:前臂旋后动作受限,伸腕肌群紧张实验(十)。诊断:肱骨外上髁炎(网球肘)。

治疗:取阿是穴、曲池穴刺血,出黑色瘀血15 mL;极泉穴处弹拨加拔火罐。治疗完毕,嘱其回去艾灸患处,每日1次,每次30 min。

1周后二诊:刺血后肘部疼痛减轻,但拎重物时还是疼痛。治疗:刺少海、尺三里穴(与手三里穴对应)。

半个月后三诊,诸症消失,可以负重拎物,扫地、倒水也没有不适。偶尔肘部有点发软。嘱其继续艾灸。3个月后随访,没有复发。

中医辨证分型

1.寒湿阻络:肘部疼痛,取物困难,苔薄白,脉浮缓。治则:散寒除湿。

2.气血瘀滞:突然挥臂或拧衣服时,疼痛剧烈,向前臂、手腕辐射,苔薄白,脉弦紧。治则:补气散瘀。

3.肝肾两亏:肘部疼痛,伴头晕耳鸣,腰膝酸软,舌红少苔,脉细。治则:温补肝肾。

治疗

1. 主穴：曲池、少海、阿是穴。

2. 配穴：尺三里（与手三里穴对应）、极泉。

3. 治法：①刺血选主穴1个，阿是穴1个，配穴1个；②极泉穴刮痧加拔火罐。

笔者按

网球肘，在中医属于"劳损"范畴，患者会出现关节不同程度的疼痛、麻木、僵硬、肿胀等症状，通常关节晨僵的感觉在起床后最为明显，而症状并不会随着活动频繁而明显缓解。中医学认为该证是由于气滞血瘀导致的疼痛，"气伤痛，形伤肿"，因外力伤及经络，导致经络受阻，气血运行失调、流通不畅从而造成本病。

刺血治疗网球肘可以直接改善局部的气滞血瘀状态，调节前臂及肱桡关节的血液循环，使血行通畅，炎症消失，通则不痛。

三、皮肤科

（一）痤疮

痤疮是毛囊皮脂腺单位的一种慢性炎症性皮肤病，主要好发于青少年，对青少年的心理和社交影响很大，但青春期后往往能自然减轻或痊愈。痤疮的发生主要与皮脂腺分泌过多、毛囊皮脂腺导管堵塞、细菌感染和炎症反应等因素密切相关。进入青春期后，人体内雄性激素特别是睾酮的水平迅速升高，从而促进皮脂腺发育并产生大量皮脂。同时，毛囊皮脂腺导管的角化异常造成导管堵塞、皮脂排出障碍，形成角质栓即微粉刺。毛囊中的多种微生物尤其是痤疮丙酸杆菌大量繁殖，痤疮丙酸杆菌产生的脂酶将皮脂分解生成游离脂肪酸，同时趋化炎症细胞和介质，最终诱导并加重炎症反应。

皮损好发于面部及胸背部。痤疮的非炎症性皮损表现为开放性和闭合性粉刺。闭合性粉刺（又称"白头"）的典型皮损是约1 mm大小的肤色丘疹，无明显毛囊开口。开放性粉刺（又称"黑头"）表现为圆顶状丘疹伴显著扩张的毛囊开口。粉刺进一步发展会演变成各种炎症性皮损，表现为炎性丘疹、脓疱、结节和囊肿。炎性丘疹呈红色，直径1～5 mm不等；脓疱大小一致，其中充满了白色脓液；结节直径大于5 mm，触之有硬结和疼痛感；囊肿的位置更深，充满了脓液和血液的混合物。这些皮损还可融合形成大的炎性斑块和窦道等。炎症性皮损消退后常常遗留色素沉着、持久性红斑、凹陷性或肥厚性瘢痕。

病案：暗疮性痤疮差一点让他卧轨

小张是南京一所高校的大三学生。出生于乡村的他，尽管家境贫寒，但还是凭着自己坚强的毅力和刻苦的学习精神，以优异的成绩考上了重点大学，终于摆

国医刺血疗法临床手记

脱了父辈"脸朝黄土背朝天"的生活。在全村老少爷们的敲锣打鼓声中，他走进了自己梦寐以求的高校大门，开始了他的人生追求。

由于家境贫寒，为了改善生活，小张坚持在课余时间打工赚取学费和生活费，省吃俭用的他还将余下的收入寄给家乡的父母，补贴家用。

这样的日子平静地持续到大三。虽然来自农村，但由于学习成绩优异，小张竟然被同班的一个美丽的女生看上了。青春期的萌动，让小张情不自禁地跌进了恋爱的漩涡里，不能自拔。他开始对自己的衣装有所在意，也更在意自己的外表！

不知为何，随着自己的日渐成熟，小张原本干净的脸上渐渐冒出了很多青春美丽痘，开始时，小张和其他同学一样并不在意，认为这是青春期的常见问题，看到脸上的痘痘长多了，他也会用手去挤破那些小痘痘。可时间长了，他发现那些被挤过的小痘痘都变成了一个个化脓的痤疮，满脸通红，更叫人不能忍受的是，那些痤疮渐渐演变成一连串的疤痕，卧伏在他两边的下巴上，女朋友带着他跑遍了南京各大医院的皮肤科。抹的、搽的、内服的、外用的，公立、私立医院皮肤科专家几乎都看遍了，但这些痤疮非但没有消退反而越发严重了，钱花了很多，但脸却变得越发难看，小张自己都不忍直视！这张变形的脸严重打击了他那原本就很自卑的心，学习成绩也因此下降。他觉得自己的脸被毁了，也没有心思谈恋爱，整个人都抑郁了！他多次想到自杀，也曾想去卧轨，幸好都被他的女朋友给拦住了。

"山重水复"后即出现了"柳暗花明"。这不，一位家住合肥的好心同学告诉他，自己的一位发小和他得了同样的痤疮，也是到处都治不好，后来被安徽省中医院针灸科的王医生给治愈了。前年放假，小张回合肥看见他的发小，发现他满脸的青春痘不见了，原本粗糙的皮肤不但细腻了，还变白了。同学的话让他在黑暗中看见了一线亮光，于是，他趁放暑假的时间来到了我的诊室。

站在我面前的这位小伙子满脸通红，前额、两颊布满了一个个暗红色的丘疹，两侧下巴处各卧一条长约 3 cm、高约 0.2 cm 的扭曲不平的暗红色瘢痕，整张脸红肿充血，除了两只眼睛还算明亮，其他地方几乎看不见正常肤色的皮肤。

"医生，我已经绝望了，都想去卧轨了。我的同学说您可以治好我的脸，是真的吗？"

望着眼前这位满脸痛苦又绝望的大男孩，我笑着点点头，非常肯定地告诉他："我可以治好你的脸，但有一个要求，就是你每天都要笑着来接受治疗，不可以愁眉苦脸，你能做到吗？"

"完全可以，只要能治好我的脸，我肯定开心呀！"

我的话暂时抚平了他那紧蹙的双眉。

经过细致地检查，我发现小伙子的颈、肩、背肌格外僵硬，太阳穴处的肌肉因为充血而微微凸起，风池、风府穴压痛也非常明显。我问他："平时都干了些什么？怎么会把颈肌劳损得和老年人一样？"

"为了生活,我每天需要打3份工,基本上都是工作至凌晨1点,回来后还得复习落下的功课。"

小伙子的话让我弄清了他得病的原因,于是我一点点地分析给他和陪他来的同学听:"长期熬夜必然会耗损他大量的阴血,营养不均衡也会导致脏腑失养,再加上每天数小时面对电脑,他的颈肌不劳损才怪!而颈、肩、背肌的劳损会让脸部代谢的废物无法排出。小伙子正值青春,皮脂腺分泌旺盛,大量的代谢产物因毛孔闭塞,淤积在毛囊,由于皮脂腺是痤疮棒状杆菌的良好培养基,因此痤疮杆菌大量繁殖。挤压痤疮又容易导致感染,从而加重症状,进一步发展使多个毛囊融合成片、高出皮肤,就变成了你目前的样子,如果治疗不得法,就会使症状越来越重。"

"是的,王老师,您对病情的分析我们都听懂了,原来脸上的痘痘与颈椎还有关系呀!"

我的话让小伙子和他的同学知晓,中医治病是有科学道理的。一些不了解中医的人,指责咱们中医是伪科学、盲人摸象,这是不对的!

根据我的诊断,我决定首先解决小伙子颈、背肌肉劳损的问题。我让学生先将他颈部的几条经络刮通,然后再在他颈部的风池、风府、大椎、太阳穴处刺血,出血量控制在80 mL左右,并嘱咐他第二天来接受针灸治疗。一周后,他脸上的红肿退去,发炎的毛囊开始萎缩,两条卧在脸颊的暗红色瘢痕也渐渐变淡。小伙子高兴极了:"我看到希望的曙光了,我的脸肯定可以治好。王医生,我完全相信您!"

10 d后行第二次刺血,穴位几乎都选择在脸部和上肢。半个月后,小伙子脸上的痤疮和青春痘几乎消失殆尽,下巴处的瘢痕也缩小了一大半。假期结束,他要回校上课了。临走时,他依依不舍地和我说:"谢谢您王医生,寒假我还来找您。要不是您,我真的没有勇气活下去了!再来时,请您把我下巴的瘢痕给彻底治好,可以吗?"

"回去好好学习,好好对待你的女朋友,对生活要有足够的信心,人生中的苦难有很多,一点点小问题都承受不了,还要寻死觅活的,是不是太矫情了呀?你是男子汉、未来家庭的顶梁柱、国家的栋梁啊!"

"是的,我会记住您的话! 我会证明自己的!"

中医辨证分型

1.肺经风热:面色潮红,皮疹可挤出黄白色脂栓,兼见口干咳嗽,舌红,苔薄黄,脉浮数。治则:清泄肺热。

2.脾胃湿热:皮疹红肿有脓疱,口臭、便秘、尿黄、纳呆腹胀,舌红苔黄腻,脉滑数。治则:清热利湿,健脾胃。

3.痰湿凝滞:丘疹反复发作,经久不消,日久融合,凸凹不平,皮肤粗糙,舌淡胖,苔薄白,脉濡滑。治则:健脾化湿祛痰。

4.肾阴不足:皮疹淡红,口干,便秘,舌绛红,苔薄黄,脉细数。治则:滋阴降火。

治疗

1.主穴:大椎、风池、肺俞、阿是穴。

2.配穴:尺泽、肺俞、胃俞、脾俞、肝俞。

3.刺法:①肺经风热:刺大椎、风池、肺俞;②痰湿凝滞:刺委中、曲池;③脾胃湿热:刺脾俞、足三里;④肾阴不足:刺太溪。

笔者按

中医学认为痤疮多与饮食不节,过食辛辣及肥甘厚味,复感外邪,使毛囊闭塞、内热不得透达,致使血热蕴蒸于面部,或肺经蕴热,外感风邪,或脾胃湿热,内蕴上蒸于面部而形成。所以,治疗多以清肺热、祛风热、凉血活血的中药内服。现代医学研究认为,痤疮是由于人体内分泌功能紊乱、雄性激素分泌亢进、皮脂腺活性异常,导致皮脂分泌增加,毛囊口角化过度,使其皮脂外流不畅,异常菌群滋生而致病。

西医治疗此证多是药物内服加外涂,多以治标为法。笔者采用刺血疗法,标本兼治。治则上采用祛瘀活血,清热解毒,健脾利湿,疏肝理气,辨证配穴,事半功倍。一般的青春痘经刺血1～3次即可治愈,严重的暗疮也只需3～5次即可治愈。不用吃药,也无须外涂任何药膏。

另外,我还想告诫青春期的孩子们:有了痤疮千万不要用手挤压痤疮,因为挤压后很容易使感染后的皮脂腺逆流入血,造成全身感染,发热,严重者有可能危及生命。挤压痘痘容易留下色素沉着和瘢痕,尤其是瘢痕体质的朋友更应该注意这一点。

（二）皮肤瘙痒症

皮肤瘙痒症是指临床上无原发损害、以瘙痒为主的感觉功能异常性皮肤病。由于搔抓可出现继发性皮肤损害,如抓痕、血痂等,依据皮肤瘙痒的范围或部位,可分为局限性和泛发性两类。

皮肤瘙痒症分为两类:①局限性皮痒症:瘙痒限于某一局部,也可同时数处被侵犯。多与局部因素有关,一般以外阴、肛门、头部、小腿、掌跖、外耳道等处多见。②泛发性皮痒症:常由一处开始,逐渐扩延,甚至可遍布全身,多见于老年人。除因老年皮肤萎缩干燥易于发生外,内脏癌肿、肝脏病、糖尿病等系统性疾病,均易伴发本症。

临床表现为阵发性剧烈瘙痒,瘙痒发作常有定时,一般以精神变化、入睡前、气温变化、饮酒及食辛辣食物最易引起。一经发作,常难以忍受,须强力搔抓,有时甚至借助器械搔抓,直至皮破血流,感觉疼痛,方可住手。

病案:他患上了难以忍受的皮肤瘙痒症

工商局的刘某,62 岁,是单位的一名中层干部。他的妻子是职工医院的内科大夫,因患有颈椎病,曾来我科接受过刺血针灸治疗,效果非常理想。看见自己的丈夫成天为了皮肤瘙痒症到处求医,甚至连门口小广告介绍的方子都用过,但收效甚微。于是她就劝说丈夫来我科治疗。可刘某一听说要刺血,吓得半死,怎么也不愿意接受。就这样,刘某的皮肤瘙痒症一直延续了 6 年,直到去年刚入夏,他的皮肤瘙痒症越发厉害,浑身的皮肤都被指甲挠出了一道道血痕,夜里更是痒得钻心,无奈之下终于下决心前来接受刺血治疗。

主诉:全身皮肤瘙痒 6 年余,入夏发作,冬季减轻。瘙痒常由一处开始,逐渐扩延,直至遍布全身。每遇气温变化、饮酒或食用辛辣食物后最易引起瘙痒。服用过多种中西药物,外涂膏药,药蒸药熏,但都无法根治。

查体:刘某四肢的皮肤干燥发黄,后背、前胸及双下肢皮肤留有斑斑点点的搔抓血痕,指甲轻轻搔抓,干燥的皮屑就纷纷脱落。舌质淡,苔薄白腻,脉沉细。

中医辨证:血虚风燥。

治疗原则:养血润燥、祛风止痒。

治疗:首次治疗选用大椎、曲池、委中穴刺血,3 个穴位共出血约 50 mL。嘱其每日艾熏大椎、命门、关元穴,每穴灸 30 min。

10 d 后二诊诉:全身瘙痒症状减轻,但只要一抓,瘙痒还是很厉害。治疗:选用足三里、血海、三阴交刺血,灸法同上。配以滋阴养血膏方以滋阴润燥,祛风止痒。

2 周后三诊诉:全身瘙痒症状基本消失,偶尔因皮肤干燥挠挠,也不觉得太痒。停止刺血,改用针灸治疗 1 个疗程(隔天 1 次,10 次为 1 个疗程)后,刘某的全身皮肤瘙痒症基本痊愈。半年后随访,未再复发。

中医辨证分型

1. 卫气不固,虚实夹杂:皮肤瘙痒,伴恶风、自汗,舌淡,苔薄白,脉沉细。治则:益气祛风止痒。

2. 肝郁脾虚:皮肤瘙痒难忍,搔抓不止,伴胸胁胀满窜痛,易怒易躁,纳呆,腹胀便溏,乏力,舌苔白,脉弦缓。治则:疏肝健脾止痒。

3. 肝肾阴虚:皮肤瘙痒无尽,搔抓不止,伴耳鸣健忘、失眠多梦、五心烦热、腰膝酸软,舌红瘦小,少苔,脉细数。治则:滋补肝肾止痒。

4. 肾阳虚:泛发性皮肤瘙痒,无力搔抓,伴形寒肢冷、腰膝酸冷、五更泄泻,面色苍白,双下肢浮肿,舌淡,苔白,脉沉细无力。治则:补益肾阳止痒。

治疗

1. 主穴:大椎、曲池、委中。

2.配穴:大椎(卫气不固);太冲(肝郁脾虚);太溪(肝肾阴虚);足三里(肾阳虚)。

3.刺法:①主穴配合辨证取穴治之;②证属血虚风燥者,需艾灸关元。

笔者按

本病例属于老年性皮肤瘙痒症,其特点是冬夏易发(冬季皮痒症、夏季皮痒症),发于冬季者,春暖可愈;发于夏季者,入冬即轻。

现代医学研究表明,老年性皮肤瘙痒症多是由于激素水平生理性下降、皮肤老化萎缩、皮脂腺和汗腺分泌功能减退使皮肤含水量减少、缺乏皮脂滋润、易受周围环境因素刺激诱发等所致。

老年性皮肤瘙痒症多见于60岁以上的老年人,男性的发病率比女性高,晚间瘙痒比白天严重。主要表现为皮肤干燥变薄,表面有糠秕状的脱屑,长期搔抓,皮肤上会出现抓痕、血痂、色素沉着、苔藓样变,重者可发生皮肤感染。

西医多以药物外涂内服治之,收效甚微。刺血治疗疗效独特,尤其是治疗老年性皮肤瘙痒症,一定要配合服用滋阴润燥的膏方,方可彻底改善因气血虚燥而致的皮肤瘙痒。

(三)夏季皮炎

夏季皮炎是在夏季持续高温、闷热的环境下以四肢伸侧出现小丘疹为主要表现的皮肤病。

皮损初起为针尖大小的红斑、丘疹,继之可见丘疱疹,搔抓后可见线条状表皮划破、血痂及色素沉着等。整个病程无糜烂、渗出。温度高、湿度大时,皮损加重,天气凉爽症状减轻,皮疹逐渐消退。皮损主要分布于四肢伸侧,以双下肢胫前最为常见。好发于30岁以上成人,女性多见,在高温环境作业者更易发生,自觉有瘙痒感。

病案:她一直被夏季皮炎困扰着

退休在家的谢女士,年轻时曾是一位农业研究人员,一年四季多在外面考察。很可能是长期的室外工作,使她患上了夏季皮炎。初起只是双下肢小腿外侧长出一些粟粒大小的丘疹,有瘙痒感,手指甲抓过后皮肤即出现许多线状抓痕,搔抓过度有时会出血,结痂后可几天不痒。当时她并未在意,只是去医院开点膏药涂涂。

谁知这种病况愈发严重,一到天气转热(5月左右)就开始复发。皮肤瘙痒,先是下肢出疹,后来发展到上肢也有了红斑,再后来前胸、后背、臀部、大腿等处均先后出现片状血色红斑或点状丘疹,此起彼伏,奇痒难忍,一处抓破,另一处又痒,直至抓破出血,瘙痒乃止。这种痒就像从肉里往外痒,怎么挠都挠不透,奇痒无比,简直比疼痛还让人难以忍受。这种痛苦从每年5月开始,一直持续到10月,直到天气变冷,瘙痒才慢慢消失。

为了治疗自己的皮肤病,谢女士去过很多医院,用过许多药物,花了不少钱,可这病依然是冬去夏来,弄得谢女士特别害怕夏天。家人、朋友也替她找了不少单方、秘方,可结果依旧。无可奈何的谢女士苦恼极了,每每皮肤一痒,她就整宿整宿不能入睡。一天,她在晨练时,听一朋友介绍说中医的刺血疗法可以治疗皮肤病,朋友的一个患牛皮癣的亲戚就是用刺血疗法给治愈的,建议谢女士不妨去试试。

大概是 6 月中旬,谢女士在自己皮肤病发作期来到我科接受刺血治疗。根据她全身皮肤瘙痒的状况,我首次采用的治疗方法是全身上、中、下 3 处选穴,整体泄毒,选用大椎、尺泽(双)、委中(双)。5 个穴位一次性出紫黑色瘀血 70 mL。3 d后,谢女士告知全身的瘙痒症状减轻了很多。接下来针刺双曲池、合谷、三阴交、足三里穴,隔天 1 次。半个月后,二次刺血选风池、肺俞、血海穴刺之。出血约 30 mL。治疗结束,嘱其回去休息 10 d。半个月后谢女士再次前来复诊。她高兴地对我们说:"我太兴奋了,没想到,刺血如此的神奇!经过 2 次刺血、10 次针灸,我的皮肤就不再瘙痒了,早知道中医有这样好的方法,我哪里要忍受这么多年的痛苦呀!"

谢女士害怕症状反复,因此坚持再针灸几次,以巩固疗效。我按上法继续给她针灸了 1 个疗程。第二年夏天,谢女士竟然特地来告诉我她的夏季皮肤病没有复发,彻底好了!

中医辨证分型

1. 暑湿蕴阻:全身瘙痒,此起彼伏,伴四肢酸楚,困倦、纳差,舌苔腻,脉濡滑。治则:解暑祛湿,活血通络。

2. 血虚生风:皮肤瘙痒,越搔越痒,伴头晕、无力、面色无华、失眠多梦、舌质淡,苔薄,脉沉细。治则:补气养血,祛风除湿。

治疗

1. 主穴:大椎、尺泽、委中。

2. 配穴:阿是穴。

3. 刺法:①暑湿蕴阻:刺主穴、三阴交;②血虚生风:刺主穴,灸关元。

笔者按

夏季皮炎又名"夏令皮炎",是夏天的多发病、常见病。西医治疗此病最常使用的是皮质类固醇激素,虽有较好的疗效,但停药就会复发,长期反复使用会出现色素沉着、皮肤萎缩、多毛和毛细血管扩张等不良反应,难以彻底奏效。

中医认为该病为水湿内阻,血中瘀毒所致。刺血治疗可以直接泄热祛湿、泄毒祛瘀,再辅以针灸疗法来疏通经络,调整阴阳,改善微循环,调节机体内外环境平衡从而达到治愈此病的目的。

（四）阴囊湿疹

阴囊湿疹是指生殖器及其周围皮肤经常多汗、潮湿、发凉且汗味臊臭的病症，以成人多见。

阴囊具有一定的舒缩功能，其皮肤中有大量的汗腺，从而可以调节局部的温度。如果阴囊分泌出的汗液不能及时散发，局部温度升高，汗腺分泌增加，就会让人感觉阴囊总是湿湿的，长期多汗潮湿的阴囊容易引发炎症，出现外阴瘙痒难忍。

该病按疾病的发展过程可分为急性期、亚急性期、慢性期3个过程。急性发作时，症状多为阴囊皮肤潮红、瘙痒、有丘疹，瘙痒挠得多了，可露出光滑的红色皮肤。亚急性发作时，症状为阴囊剧烈瘙痒，不思饮食，大便稀，小便黄，有时伴有水疱和轻度糜烂。慢性发作时，瘙痒时断时续，精神紧张、饮酒、食辛辣食物时瘙痒加剧，阴囊皮肤摸起来较硬，皮肤表面颜色呈暗红或紫褐色。

阴囊潮湿使得"小弟弟"和阴囊长时间粘贴在一起，即使到了寒冷的冬天，依然会导致阴囊潮湿，用手摸上去能明显感觉到黏糊糊的，使阴囊成为细菌和病毒繁殖的温床。阴囊湿疹在高温潮湿的天气，容易引发男性前列腺炎、附睾炎、精囊炎、精索静脉曲张，更有可能导致与之性接触的女性患上妇科病。

病案：阴囊湿疹让他坐立不安

赵总，某民营企业的负责人，刚刚迈入不惑之年就已经事业有成，让人羡慕不已。但他并非像旁人所想的那样舒心。因为近几年来，他一直被久治不愈且难以启齿的阴囊湿疹困扰着，常常寝食难安。

不知从何时开始，他总感到阴囊周围的皮肤湿漉漉的，后来出现了细密的小丘疹，奇痒无比。起初，他不好意思去正规医院治疗，私下去了一家私立小诊所，被医生吓唬说他得了性病，花去了一大笔钱并医治了数月，不仅病未治好，吃药还把胃给吃坏了。情急之下，他只得去了正规医院，被诊为阴囊湿疹。医生开了一些泼尼松软膏、抗生素药膏等外涂。可涂抹了一两个月也不见好转，反而变成了小疮，手挠过即出现糜烂、流黄水。内裤一天更换数条仍感到难受，更让人尴尬的是这阴部瘙痒，不管是在公众场合还是会议期间，说痒就痒，痒得让他坐立不安，非得立马进卫生间用热水清洗，或挠破出血方能止痒。

为了治疗这个怪病，他几乎找遍了全国大小专科医院的专家，包括香港、澳门等地的名医。单方验方、口服外用、熏洗浸泡都一一尝试，仍是屡治屡犯，怎么治都断不了根。几年下来，花了10余万，且这些药物的副作用也让他痛苦万分。各种药物的涂抹使得阴部的皮肤从红赤、灼热，发展至粗糙增厚，颜色发黑，糜烂流水。由于奇痒难忍，他经常用盐水、碱水、热水清洗来止痒，整个人几乎崩溃！

偶然的机会，他经朋友介绍，来到我科就诊。听了他的讲述，翻阅了他的病例，我让他躺在诊疗床上，两手抱膝呈卷曲状，我发现他会阴部的皮肤紫暗发黑，粗糙如革,糜烂的地方渗液潮湿。

我嘱学生常规消毒其阴部的会阴穴,取 12 号一次性注射针头,快速散刺 10 余针,加拔火罐,瞬间即拔出黑紫色的瘀血 10 mL,如此反复拔罐 3 次,共出血约 30 mL。治疗完毕,嘱其回去后每天艾熏会阴部,每天 2 次,每次 40 min。10 d 后复诊,他异常兴奋地对我说:"王医生,你的刺血术太神奇了,治疗一次,我的阴囊瘙痒就减轻了很多,分泌物也少了,艾熏了 5 d 后,基本就没有什么渗出液了。太好了! 你一定能治好我的病!"二次治疗选用三阴交、血海穴刺血,同时针刺上、中、下四髎穴,配合膀胱经、足三阴经刮痧。前后总共给他刺血 3 次,针灸 6 次,刮痧 3 次。他那久治不愈的阴囊湿疹瘙痒症终于治好了。半年后他带了一个朋友来找我看病,并告诉我,自从在我这里治愈后,一直未复发。

中医辨证分型

1. 血虚生风:阴囊皮肤皱褶变粗、皮疹搔破后渗血,夜间痒甚,舌红少苔,脉细滑。治则:滋阴养血,散风除湿。

2. 湿热下注:阴囊起米粒大小的丘疱疹和小水疱,皮肤有灼热感,搔抓后渗液多,糜烂结痂,舌质红,苔黄腻,脉弦滑。治则:补气除湿,提升阳气。

治疗

1. 主穴:会阴。

2. 配穴:血海(血虚生风);三阴交(湿热下注)。

3. 刺法:刺主穴加辨证的配穴。

笔者按

阴囊潮湿。古人称之为"阴汗""漏精""绣球风"等,是男科常见病之一,但往往不被重视。由于阴部长期处于潮湿的环境,致使很多细菌生长繁殖,从而易导致阴囊皮肤炎、龟头炎等;由于阴囊处于湿热的环境,局部温度升高,也会使睾丸生精能力及精子成熟受到影响,导致精子数量减少及精子活力降低,甚至可造成精子畸形过多,导致不孕。

西医治疗多以膏药外涂为治,疗程长、易复发。采用刺血、针灸、刮痧治疗该症,疗程短、见效快、无副作用。刺血疗法可促进组织再生和修复,有抗组胺和止痒的功效;针刺刮痧疗法可以活血化瘀,通经活络;艾熏可以直接抑灭细菌,消炎,干燥创面。三法合用,相得益彰,见效迅速。

(五)慢性唇炎

唇炎又称"剥脱性唇炎""慢性光化性唇炎"。以唇黏膜红肿、糜烂、皲裂、脱屑为主要特征,其症状时轻时重,日久不愈。现代医学认为其发病与寒冷、干燥、日光照射、烟酒、化妆品刺激,以及舔唇、咬唇、乐器吹奏等因素有关。

嘴唇即唇红,位于人体皮肤和黏膜交界处,因接近机体表面,毛细血管极为丰富。由于唇红的表面组织很薄，外界异物易"入侵"，而在血管内的免疫细胞和抗体等又会在此"挺身而出"与入侵者"决战"。于是，唇红处就成了抗原抗体"浴血奋战"的战场。唇炎分干燥脱屑型唇炎、湿疹糜烂型唇炎、光化性唇炎、腺性唇炎、肉芽肿性唇炎。

因舔唇、咬唇、唇膏使用不当或嗜烟酒烫食等慢性刺激引发的慢性唇炎有可能转变为口腔癌，所以医学专家们指出：秋季干燥，市民绝不能忽视口唇部的干燥、皲裂和脱屑，因为这些发痒灼痛、充血肿胀以及糜烂结痂的小毛病，说不准就是癌变的初期征兆。

病案：她的黑唇经治愈变红润了

周小姐，26岁，任职某外企的总经理秘书。对于自己的工作、学习、事业都很满意的她，近一年来被久治不愈的慢性唇炎给折磨得苦不堪言，烦恼不已。由于一擦嘴唇就过敏，她脸上不能涂抹任何化妆品，且一过敏嘴唇四周就发红、开裂、干燥、脱屑，严重时唇周起满红色小疹，奇痒无比。

为此，她到处求医，但仍未见好转。因为涂抹的药膏种类繁多，使得唇周的皮肤变成了黑色，并出现纵裂沟，干燥的裂纹时不时会出血，出血后即结有血痂。整个嘴唇犹如一圈黑色的小型"猪拱嘴"。原本秀丽雅致的面容变丑后，周小姐为此停薪留职，躲在家里，门不出、人不见，把自己完全封闭在房中，整个人都抑郁了！好在天无绝人之路，一天，陷入绝望中的她被一位工作于安徽省中医院的朋友领至我科，拜托我诊治她的顽疾。

追问病史：起因似乎源于前年夏季，因长期待在空调环境，经常感到口唇干燥，当时她并未在意，就随手用了朋友从国外给她买的高级润唇膏，谁知用了不到一周，嘴唇就开始发红开裂、干燥脱皮。去医院看皮肤科，被诊断为化妆品过敏导致的唇炎，医生让她局部涂擦鱼肝油软膏、抗感染或含激素类软膏，几个月涂下来不仅无用，原本红色的嘴唇慢慢变成了黑色。情急之下，她又去看中医，喝下几十服中药，喝的胃部不适也无济于事。她彻底绝望了。

看着周小姐那干裂、布满纵裂沟的肿胀的黑唇，我安慰她："不要绝望，有医生就有希望，我有信心治好你的病。"

"真的吗？我可是看了很多的医生呀！"她忧伤且怀疑地说道。

我笑而不语。

针对她原有的颈椎病，首次治疗我重点放在疏通她颈肩背的经络。第一次刺血选用大椎、风池、肩井，三穴出血量约20 mL。10 d后二诊：唇周干裂症状好转。第二次刺血选迎香、地仓、承浆，又出血约15 mL。同时针刺肺俞、脾俞、合谷、足三里等穴，隔日1次。1个疗程结束后，周小姐的黑唇慢慢变红，裂沟变浅。第三次刺血：唇周及尺泽穴点刺。继续针刺1周。经过月余的治疗，刺血3次、针刺15次，周小姐终于从郁闷中解脱出来，她的黑唇变红润了，不再开裂也不再干燥了。

考虑到她常年熬夜,阴血不足,我又给她配了滋阴养血润燥的膏方,以巩固疗效。

今年夏天,周小姐带着她的妈妈来我科治疗腰痛,我看着她那红润的嘴唇,就知道她的慢性唇炎彻底好了。

中医辨证分型

1. 风热犯胃:唇部红肿、灼热,发病迅速,有小水泡,很快破溃,糜烂,流水,有脓血痂,唇周皮肤发黑,伴口渴喜饮,口臭,便秘,舌质红,苔薄黄,脉滑数。治则:疏风清热,解毒利湿。

2. 脾经血燥:口唇肿胀明显,反复发作,经久不愈,干燥,唇周皮肤粗糙脱皮,伴口甜黏浊,面色萎黄,舌干无津,脉细数。治则:养血熄风,健脾润燥。

治疗

1. 主穴:大椎、风池、地仓、承浆。

2. 配穴:肺俞、尺泽。

3. 治法:①每次刺主穴 2 个,配穴 1 个;②膀胱经刮痧;③针刺。

笔者按

慢性唇炎中医称为"唇风",认为本病或因风火毒邪搏结于唇,或因过食辛辣厚味、脾胃湿热、熏灼唇部,或血燥生风所致。

西医多以局部涂擦鱼肝油软膏、抗炎或含激素类软膏、防裂唇膏,或口服维生素 A、维生素 B$_6$ 以改善上皮代谢,减少鳞屑,缓解干燥。渗出结痂者用 0.1% 乳酸依沙丫啶液或 1∶5000 呋喃西林液湿敷。但西医治法多治标不治本,屡治屡犯,且有不少毒副作用。而中医的刺血、针灸乃是标本兼治,除根清底,彻底治愈。

(六)斑秃

斑秃俗称"鬼剃头",是一种骤然发生的局限性斑片状的脱发性毛发病。其病变处头皮正常,无炎症及自觉症状。病因尚不明了,可能与拉扯头发、营养不均衡、精神、压力等因素有很大关系。

调查研究发现以下原因也可导致斑秃:①家族史:10%～20%的斑秃患者有家族遗传史。②外伤:严重损伤头皮肌肤及深层组织,会导致毛囊丧失毛发再生能力,最终引发永久瘢痕性秃发。③内分泌紊乱:内分泌功能出现异常,容易造成体内激素失调,最终引起内分泌失调性脱发的发生。④化学因素:有些药物或烫染发产品有较强的刺激性,也会导致脱发。

病案:斑秃的军人

孙某,男,22 岁,安徽省警备区的一名参谋。当兵后因训练任务重,学习紧张,平时的休息时间很少。一次理发时理发师告诉他,后脑勺处有一块头皮没有头发,是不是得了"鬼剃头"? 他一听吓坏了,"鬼剃头"是什么病? 后来他去医院才知道是斑秃。他先后口服了养血生发胶囊,外用毛发再生精华涂抹头皮,又吃了 100 多服中药,可是后脑勺的斑秃依然没有改善,头顶以及两耳尖上方均出现了大片的脱发。他焦虑万分,情绪低落,到处求医,却一直未见好转。

去年春天,他来到我们科接受刺血及针刺疗法治疗。检查发现,他后枕部有一 1 cm×2 cm 大小的脱发区,双颞部各有一 2 cm×2 cm 大小的脱发区,头顶百会穴处也有一 1 cm×2 cm 大小的脱发区。脱发区域的皮肤光滑、苍白,患者舌质暗紫、有瘀斑,脉沉涩。中医辨证:气滞血瘀。治疗原则:活血化瘀,养血生发。

治疗:①刺大椎、风府穴出瘀血约 15 mL;刺委中穴出血 20 mL。②斑秃区域用梅花针叩刺,鲜姜片摩擦至皮肤发红,艾灸局部 15 min,隔日 1 次。③针刺风池、肺俞、合谷、足三里、三阴交穴,隔日 1 次。1 周后,斑秃区域的皮肤红润,细发隐现。第二次刺血:肺俞、尺泽穴出血约 15 mL。继续按上法医治。一个半月后 3 处秃发区开始长出绒绒的细发。第三次刺血:太阳、曲泽穴出血 10 mL。前后共治疗了两个月,秃发区头发全部长出,只是发质稍软、发黄。半年后随访,长出的软发已全部变黑,未再脱发了。

中医辨证分型

1.肝郁气滞:脱发处平滑光亮,常伴有胸胁胀满不适,唉声叹气,或烦躁易怒,头胀、头痛,失眠多梦,舌质红,苔薄白,脉弦。治则:疏肝解郁。

2.血热生风:突然脱发,进展快,伴有心烦失眠、夜梦增多,或有头皮瘙痒,舌质鲜红,苔黄,脉滑数。治则:养血清热祛风。

治疗

1.主穴:阿是穴、大椎、风池、太阳。

2.配穴:膈俞(血虚风燥);尺泽(气滞血瘀);委中(肝肾不足)。

3.治法:①刺血:每次选主穴 2 个,配穴 1 个,一般刺血 3 次即可停止刺血;②阿是穴用梅花针叩刺,鲜姜片摩擦至皮肤发红,艾灸局部 15 min;③针刺肺俞、脾俞、肾俞、足三里、三阴交。

笔者按

中医学认为斑秃是因血热、风燥、血瘀和肝郁气滞,导致发失所养而发生秃发。情志抑郁化火,阳热上蒸于头皮,伤及发根而致头发脱落。“发为血之余”,所以气血的盛衰直接影响头发的生长。血活发则生,血滞发则脱,血虚发则枯,血甚发则美。

刺大椎、风池穴以疏通颈椎的供血,刺太阳、风府穴乃调节头部的气血循环。针刺上述诸穴意在通经活络、宣肺生发。梅花针叩刺局部加外擦姜片,意在刺激萎缩的毛囊再生。诸法合用,改善机体的气滞血瘀状态,使血运正常通畅。发根受到气血的濡养,则头发再生便水到渠成。

(七)小腿丹毒

丹毒俗称"流火",是由 A 族 B 型链球菌引起的皮肤及皮下组织产生的一种急性炎症,常表现为边界清楚的局限性红肿热痛,好发于颜面及下肢。发病前常有活动期足癣,鼻、口腔内感染病灶及皮肤外伤史,皮损出现前常有恶寒、发热、头痛、恶心、呕吐等全身症状,婴儿有时可发生惊厥,潜伏期一般为 2～5 d。

皮疹初起为红肿发硬的斑片,后迅速向周围蔓延成为大片猩红色斑状损害,表面紧张、灼热、有光泽,稍微凸起,边界清楚,之后皮损向外扩延,中央红色消退为棕黄色并有轻微脱屑,触痛明显。皮损部出现含有浆液或脓性分泌物的水疱或大疱时称为水疱或大疱性丹毒。症状极严重时患部可迅速发生坏疽成为坏疽性丹毒。此情况多见于新生儿,多由脐部或生殖器部开始,后迅速扩延,病情凶险,易引起败血症和腹膜炎,严重者可致死亡。

损害也可向他处蔓延(游走性丹毒)或在原发损害部位屡次发生(复发性丹毒)。多次复发者称慢性复发性丹毒,局部往往继发淋巴性水肿。可发生于任何部位,多见于小腿、颜面、前臂、手足及婴儿腹部,其他部位也可发生。局部淋巴肿大。全年均可发病,但常见于春、秋两季。

病案:高热后引发的小腿丹毒

孔某某,女,38 岁,中学教师。主诉:寒战,高热,伴头痛,恶心。1 d 后,突然发现右腿下肢下 1/3 处出现手掌大红斑,焮热肿胀,状如涂丹,疼痛。曾有类似病史 3 次,均经治疗而愈。

初诊:身热头痛,体温 39.2℃,烦渴多饮,恶心、呕吐,便秘、溲赤,舌绛、苔黄,脉滑数。局部皮肤焮红如丹,压之褪色,放手后即恢复原状,红斑与正常皮肤分界明显。

诊断:小腿丹毒;中医辨证:热毒炽热;治疗原则:泻热凉血解毒。

治疗:①阿是穴(患处局部)采用散刺方法,快速点刺数针,加拔火罐,拔出黑紫色瘀血 20 mL 左右;②抽取 0.9％生理盐水,注入足三里、太冲、三阴交,每穴 0.3 mL;③艾烟熏灸患处 40 min。

次日复诊:经昨日治疗一次后,患肢疼痛和肿胀都大大减轻,身热转平,无恶心呕吐,但仍有头痛。治疗:刺双侧太阳穴,出暗红色瘀血 10 mL。继续穴位注射生理盐水和艾烟熏灸。1 周后三诊:患处疼痛消失,红肿大减。治疗:刺三阴交、太冲穴。停止在穴位注射生理盐水,继续艾烟熏灸。前后治疗 10 次,诸症消失,红肿消退,已无头痛,神态正常,病愈。

中医辨证分型

1.风热毒蕴证:多见于头面、耳项、臂臑等处,灼红,伴口渴欲饮,大便干燥,舌红,苔薄黄,脉滑数。治则:清热解毒,凉血疏风。

2.湿热下注证:常发于下肢腿股、足背等处,红肿灼热,向上蔓延,腹股沟淋巴结肿大,行走困难,伴纳差、渴不欲饮,舌红,苔黄腻,脉滑数。治则:清热利湿,凉血解毒。

治疗

1.主穴:阿是穴。

2.配穴:太冲(湿热下注);大椎、曲池(风热毒蕴)。

3.治法:①选阿是穴和配穴刺血;②穴位注射:0.9%生理盐水,注入足三里、太冲、三阴交穴,每穴0.3 mL;③艾烟熏灸患处,每日1次,每次40 min。

笔者按

治疗丹毒采用刺血疗法有"实则泻其子"之意。选用在穴位注射生理盐水,可通过药液对穴位的刺激起到泻热解毒、扶正祛邪的功效。艾烟熏灸更是能够直接杀菌消炎,消肿。我们在临床上做过艾烟的抑菌实验,发现其杀菌功效颇佳。

(八)银屑病

银屑病是一种常见的慢性皮肤病,俗称"牛皮癣"。多在冬季加剧、夏季减轻。病因不明,现代医学认为其发病可能与病毒和链球菌感染、遗传、脂肪代谢障碍以及内分泌腺或胸腺功能障碍有关。季节改变、精神创伤、外伤、预防接种等均能诱发本病。银屑病分为寻常型和特殊型两种。

寻常型银屑病最常见,初起为红色丘疹,扩大后形成大小不等的斑片,上面有银白色鳞屑,层层相叠如云母状。如将鳞屑刮去,基底露出鲜红、平滑光亮的薄膜,再刮即有点状出血现象。皮疹呈滴状、钱币状、地图状等多种形态。好发于头皮、四肢伸侧,尤其多发生在膝关节伸侧及其附近,常呈对称分布。特殊型银屑病很少见,可有泛发的脓包、关节损害及红皮症等。

病案:妹妹的牛皮癣

我的四妹是某单位的会计,因为工作原因平常有很多应酬,加上工作繁忙,她的日常生活非常不规律。由于我们家族素体阳明湿热,所以很多香辣辛燥的美味都不能吃,否则就会口舌生疮、上火便秘。为了工作,四妹全然不顾,长期吃外卖,最终她的皮肤出问题了。先是全身多处出现大小不等的丘疹、红斑,搔抓后皮肤有散落的白色皮屑,当时她以为是出差在外,水土不服,就吃了一些抗过敏药物。谁知,过了好几个月这些红色的丘疹非但没消,反而融合成片。头皮、四肢、胸背部均可看见大小不一的红斑。经安徽医科大学第一附属医院皮肤科诊为银屑病(即牛皮癣)。口服并涂抹了大量的中西药物和皮质类固醇激素等药膏,效果不明显。无奈之下,才来找我这个姐姐医治(因为她恐针)。

查体:头皮、四肢均有多处皮损,腰骶部、胃脘部也有散在的少量皮损。皮损为红色斑丘疹,边界清晰,大多数呈点滴状,亦有银币状,皮损表层覆有多层白色鳞屑,刮除鳞屑后,可见半透明薄膜,再刮之有点状出血。舌红少苔,脉沉细。中医辨证:津亏血燥,肌肤失养。治疗原则:养血润燥,化瘀解毒。

治疗:①刺血:大椎、风池、曲池、委中穴刺出黑紫色瘀血30 mL;②针刺:整个背部的华佗夹脊穴、血海、三阴交穴。

两周后复诊:胸腹部皮损颜色变淡,瘙痒减轻,但头皮痒甚。治疗:刺百会、血海、三阴交穴,出瘀血20 mL,继续针刺上穴。

两周后三诊:前胸、后背皮损消失,四肢皮损范围缩小,头皮基本不痒了。治疗:刺肺俞、曲池,出瘀血15 mL,改针刺为穴位埋线。半个月埋线1次,停止刺血。3个月后,经过刺血3次、针刺7次、穴位埋线3次,困扰四妹一年多的牛皮癣彻底消失了,原本粗糙的皮肤也渐渐恢复了。她开心地说道:"姐,早知道刺血能这么快治愈我的病,我真应该早点找你给我治疗。"

"谁让你恐针呢? 你是不到万不得已不找我呀!"我笑着答道。

中医辨证分型

1. 血瘀型:皮肤干燥,小腿前侧肥厚或有苔藓样变,在关节伸侧可有皲裂、疼痛,伴有头晕眼花。舌质有瘀斑,苔薄,脉细涩。治则:活血化瘀,祛风润燥。

2. 血热型:皮肤颜色焮红,筛状出血点明显,鳞屑增多,瘙痒较剧,伴发热、便秘、尿赤黄,舌质红,苔黄,脉滑数。治则:凉血,清热解毒。

3. 湿热型:患者掌跖有脓疱,阴雨季节加重,胸闷纳呆,神疲乏力,下肢沉重,女性黄带多,舌苔黄腻,脉濡滑。治则:清热利湿。

治疗

1. 主穴:大椎、风池、曲池、肺俞、委中。

2. 配穴:曲池、血海、三阴交、阳陵泉。

3. 治法:①刺血每次选主穴3个,配穴1个;②针刺:整个背部的华佗夹脊穴;③穴位埋线:大椎、肺俞、曲池、血海、足三里。

笔者按

银屑病是临床常见的慢性、复发性、炎症性皮肤病。中医对银屑病早有记载,认为其属于"白疕""蛇虱""松皮癣"的范畴。《医宗金鉴·外科心法·白疕》中记载:"生于皮肤,形如疹疥,色白而痒,搔起白皮,由风气客于皮肤、血燥不能荣养所致。"

其病因病机为风热湿邪外袭,客于皮肤,入于血分,而发于肌肤,阻于经脉,或因情志不畅,郁而化火,饮食不节,湿热内生,火郁而发,达于肌肤,日久气血虚亏、经脉肌肤失养、干枯脱屑。

本病病程较长,经久不愈,目前西医尚无特效治疗方法。局部可用无刺激性软膏外搽,如10%硼酸软膏、10%尿素霜、5%白降汞、水杨酸软膏等。全身治疗可用普鲁卡因静脉滴注或肌注维生素 B_{12},内服维生素 C、叶酸等。

我们采用刺血疗法治疗此病,无任何毒副作用,也无须用药,疗程短、见效快。选用特定穴刺血,有直接清血分之热、化血分之瘀功效;针刺可以消炎解毒,通经活络;特定穴位埋线意在增强机体的免疫功能,巩固已有的疗效。三法合用,可活血祛瘀,祛瘀才能生新,进而达到养血润燥、祛风止痒的全面疗效。

(九)神经性皮炎

神经性皮炎又称"慢性单纯性苔藓",是以阵发性皮肤瘙痒和皮肤苔藓化为特征的慢性皮肤病。该病为常见皮肤病,多见于成年人。目前认为精神因素、胃肠道功能障碍、内分泌系统紊乱、体内慢性病灶感染、局部刺激等均可成为致病因素。

神经性皮炎好发于颈部两侧、项部、肘窝、腘窝、骶尾部、腕部和踝部,亦见于腰背部、眼睑、四肢及外阴等部位。皮损仅限于一处或几处的被称为局限性神经性皮炎;若皮损分布广泛,甚至泛发于全身者,则称为泛发性神经性皮炎。

自觉症状为阵发性剧痒,夜晚尤甚,影响睡眠。搔抓后可有血痕及血痂,严重者可继发毛囊炎及淋巴结炎。

病案:神经性皮炎者的烦恼

吴女士,38岁,是某百货公司的营业员。于2年前发现自己的颈部和腰骶部皮肤出现两块点状红色丘疹,搔抓后丘疹逐渐融合成片,皮疹变得干燥肥厚,阵发性剧痒,入夜、情绪波动时瘙痒尤剧。经医院皮肤科诊断为神经性皮炎。予以抗组胺类药物、钙剂等对症治疗,并辅以复合维生素B内服,治疗数月效果不显。后又找中医开了30服中药,中药吃完还是未见好转。这之后她又陆陆续续服用了很多验方,涂抹了多种膏药,病情时轻时重,症状反反复复。两年后,她才听说刺血可以治疗皮肤病,最后她找到了我们科。

初诊查体:颈项部的大椎穴处有一约5 cm×3 cm大小、腰骶部有一约8 cm×6 cm大小的皮损,局部皮肤粗糙肥厚,形状不规则,皮纹加深、皮嵴隆起,皮损变为暗褐色,干燥、有细碎脱屑,斑片样皮损边界清楚。

主诉:时常感到心烦易怒,精神抑郁,伴有失眠多梦,眩晕,心悸,口苦咽干。经查患者舌边尖红,舌苔薄白,脉弦滑。中医辨证:属肝郁不舒,郁久化火。治疗原则:疏肝解郁、泻火止痒。治疗:选阿是穴、委中、八髎穴刺之加拔火罐,拔出黑紫色瘀血约50 mL。刺血完毕,嘱其回去后每天艾灸患处一次,每次40 min。

两周后二诊:皮损粗糙和增厚均有改善,瘙痒的症状也减轻许多。治疗:刺肝俞、太冲穴,出瘀血30 mL。1个月后复诊:瘙痒症状基本消失,皮损处已无脱屑,皮肤颜色基本正常,厚皮处已变软。三诊巩固治疗:刺曲池、大椎、八髎穴,出瘀血20 mL。5个月后随访,皮肤瘙痒消失,皮肤外观颜色恢复正常。未再复发。

中医辨证分型

1. 风湿热邪蕴阻:皮损呈淡褐色片状,粗糙肥厚,剧痒时作,夜间尤甚。舌淡红,苔薄白或白腻,脉濡缓。治则:祛风利湿,清热止痒。

2. 肝郁化火:皮疹色红,伴心烦易怒、失眠多梦、眩晕、心悸、口苦咽干,舌边尖红,脉弦数。治则:疏肝解郁,泻火理气。

3. 血虚风燥:皮损色淡或灰白,状如枯木,肥厚粗糙似牛皮,心悸怔忡,健忘,女子月经不调,舌淡,苔薄,脉沉细。治则:养血润燥,熄风止痒。

治疗

1. 主穴:阿是穴、委中、曲池、八髎。

2. 配穴:尺泽(风湿蕴阻);肝俞(肝郁化火);足三里(血虚风燥)。

3. 刺法:每次选主穴2个,辨证配穴1个,刺之。

笔者按

中医认为本病多因情志不遂、郁闷不舒、心火上炎,以致气血运行失调,凝滞于皮肤,日久耗血伤阴,血虚化燥生风,或因脾蕴湿热,复感风邪,肝郁化火,蕴阻于肌肤而发病。

刺血选用阿是穴刺之,意在清局部血中之热;刺委中穴,是因此穴为足太阳膀胱经郄穴,善治一切血分病证。本穴与曲池穴相配,善治全身皮肤疾患。

(十)带状疱疹

带状疱疹是临床上较常见的急性疱疹样皮肤病,由水痘、带状疱疹病毒所致。病毒由呼吸道感染侵入体内,潜伏在脊神经后根神经节或其他发病部位的神经细胞中。当机体免疫力下降时(如创伤、劳累、感冒、癌症、免疫系统疾病等),潜伏的病毒就会大量繁殖,使神经节发炎、坏死,可致患者疼痛,同时病毒沿神经通路下传到该神经支配的区域,引起节段性疱疹。

临床多呈现数个簇集疱疹群,排列成带状,沿周围神经分布,常呈单侧性,一般不超过体表正中线,多呈不规则带状分布,常见于胸腹、腰背及颜面部,局部皮肤有灼热感,伴有神经痛。发病之初,主要表现为全身疲倦无力、食欲不振、轻度发热,之后患者可感觉发病部位灼热、剧烈跳痛。

带状疱疹之所以会让人产生刻骨铭心的神经痛,最主要的原因是水痘-带状疱疹病毒侵犯并损伤了相应的感觉神经。因此,带状疱疹不仅仅是皮肤病,更是神经损伤性疾病。目前常规的抗病毒治疗,往往需要2～3周的时间。而带状疱疹的发作,从局部皮肤疼痛开始到疱疹消退,也要经过2～3周的时间,其实这就是病毒侵害神经的一个完整过程,所以有些患者在早期就会出现剧烈的疼痛,而这种疼痛往往让患者感觉万念俱灰、生不如死。

病案：痛不欲生的带状疱疹后遗神经痛

安徽省著名画家戴老，1年前患上了带状疱疹，起初他左侧腰部仅有几处簇集样红色皮疹，几天后开始起泡，迅速串成带状，向前后延伸，没有超过正中线，疼痛剧烈。后经省内几所大医院皮肤科、内科专家予以中西药治疗近两个月，虽说创面缩小了，但创面仍溃烂流水，久治不愈，再加上神经根性疼痛，把戴老折磨得寝食不安、情绪烦躁、痛不欲生，根本没有心思再画画了。戴老的好朋友是我们医院的业务院长，也给他开了数副中药，吃了效果也不佳。于是我们院长委派我前去给戴老诊治。站在我面前的戴老，是一个貌不惊人的矮小老人，看见他的裤腰上系着一根红腰带，我好奇地问道："戴老！您为什么系着一根红腰带啊？"

"王医生呀，我是没有办法，别人告诉我红腰带可以驱邪呀！治疗到现在已经有1年时间了，疱疹是没有了，可是皮肤烂了，怎么也治不好。我每天痛得头晕眼花、乏力纳差，不能睡、不能画画，生不如死呀！"戴老苦恼地直摇头。

"哈哈，您老还这么迷信，红腰带能止痛？"

我一边笑着和他聊天一边查看他的病灶。他的腰部有一4 cm×5 cm大小范围的溃烂创面，有渗出，创面周围皮肤的颜色苍白，压一压还有黄色液体渗出。苔薄，舌紫，脉弦。治则：理气活血止痛。

治疗：①常规清洗创面；②选取创面周围的阿是穴，散在围刺，创面中央点刺拔罐，拔出红黄液体5 mL、瘀血10 mL；③针刺大椎、曲池、足三里穴；④艾烟熏灸创面40 min。3天后，他的创面缩小、干燥，神经根性疼痛减轻。二次治疗刺委中穴，出瘀血20 mL，继续艾熏。2周后，创面结痂，但局部仍然有时疼痛。3次刺血选用大椎、曲池穴。前后治疗月余，共10余次，干痂脱落，疼痛消失，诸症痊愈。

为此，戴老高兴地将一幅泼墨仕女图赠予我。这张仕女图一直挂在我家客厅，每每视之，我就会情不自禁地想起已经仙逝、画艺精湛的戴老。

中医辨证分型

1. 毒热炽盛：患部皮肤焮红，可见集簇成群呈带状分布的丘疱疹或水疱，伴咽干口苦，便秘溲赤，舌质红，苔黄，脉弦滑数。治则：清热泻火，解毒止痛。

2. 湿热搏结：患部皮肤淡红，水疱密集成群，疱液浑浊，伴纳呆、腹胀，舌质淡，苔厚腻，脉沉缓或滑。治则：健脾利湿，清热解毒。

3. 气滞血瘀：疱疹基底暗红，水疱变成血疱，剧痛，或皮损已消退，但仍遗下疼痛，夜不能寐，精神萎靡。舌质暗，或有瘀斑，苔白，脉沉涩。治则：活血化瘀止痛。

治疗

1. 主穴：阿是穴（位于病毒侵犯的相应脊神经节段的根部）。

2. 配穴：大椎、委中。

3. 刺法：根据病灶的位置，选用相应脊神经节段的根部和疱疹处点刺，再刺配穴。

笔者按

本病相当于中医的"缠腰火丹""蜘蛛疮""蛇串疮""火带丹""甑带疮""蛇丹""飞蛇丹"等,俗称"缠腰龙",一年四季都可发病。

在目前的医疗条件下,50 岁以上的带状疱疹患者约有 30%以上会留下后遗神经痛,且年龄越大,患后遗症的机会越大,疼痛也越严重。这种神经痛的持续时间较长,病程短者几个月,长者十余年,患者苦不堪言。长期慢性疼痛若得不到有效治疗,可致患者精神抑郁、焦虑,生活质量下降,甚至丧失自理能力。

我们采用刺血疗法治之,可以直接除瘀血、通经络、活气血,快速达到消除神经性疼痛的目的;艾烟熏灸可以加速久治不愈的创面愈合;针刺的目的在于提高机体的免疫功能,增强机体抗病能力,对遗留的未愈合的创面有良好的消炎作用。

四、五官科

(一)慢性咽炎

慢性咽炎主要是以咽喉干燥不适、发痒、灼热、微痛、异物感、紧缩感为主要症状的慢性疾病。咽部多呈暗红色,有颗粒状淋巴滤泡增生,为喉科常见病和多发病。慢性咽炎病变部位特殊,病因复杂,症状顽固,临床治疗颇为困难,往往缠绵难愈,反复发作,难以根治。慢性咽炎是咽黏膜的黏膜下淋巴组织弥漫性炎症,可分为慢性单纯性咽炎、慢性肥厚性咽炎,中医称之为"喉痹"。《内经·阴阳别论》中曰:"一阴一阳结,谓之喉痹。""痹"者,"闭"也。由于内外邪毒积聚,导致经脉痹阻不通所致。

慢性喉痹以阴虚为多,喉应天气,为肺之系,喉部的病变与肺的关系最为密切。喉有赖于肺的滋润和濡养,若肺阴不足,咽喉失去肺阴的滋养则喉痹乃生,出现咽干、咽部灼热感;肾阴不足,肾水不能上滋于肺或虚火上炎,灼伤肺津,则阴虚更甚,对咽喉更为不利;脾胃虚弱,气血生化乏源,肺阴更虚,无以濡养咽喉。阴虚喉痹,以咽部干燥、微痛、微热为主,治以养阴利咽为主。

病案:慢性咽炎的困扰

李某,女,40 岁,教师。主诉 2 年前的一次感冒后,因自己是毕业班的班主任,事务缠身,顾不上休息,一直坚持教学,直至咽部充血、声音嘶哑。后经治疗感冒症状消失,但咽部反复发炎。平常说话稍微多一些,就会感到咽部发痒、干燥不适、发不出声音,被医院诊为滤泡性慢性咽炎。虽口服中西药数种,但咽部仍然不适,有摩擦感,严重影响工作。她上网查询得知刺血可以治疗此病,趁来合肥出差的机会,遂前来我科就诊。

检查:咽部黏膜呈慢性充血,色暗红,咽后壁可见簇集的增生性淋巴滤泡,舌苔薄,脉弦细。颈部风池、大椎、肩井穴位压痛非常明显。颈椎片示颈椎生理弧度变直,钩椎关节增生。诊为:①慢性滤泡性咽炎;②颈椎病。

治疗:刺大椎、风池、人迎穴出血。

半个月后二诊,症状大有改善,说话多声音也不会嘶哑,但咽部仍有不适感。治疗:刺太阳、照海穴。再取带有 12 号一次性注射针头的注射器,在咽后壁充血部位左右各刺 3～5 针,每针刺之出血 3～5 滴。1 个月后三诊,自诉咽部摩擦感消失,但还是常感干燥。治疗:足三里、肩井穴,配以滋阴养血膏,养阴润燥。两个月后再次来合肥,告知服用滋阴养血膏半个月后,食欲大增,咽部不再干燥,只是熬夜后还是觉得咽部发痒。再刺人迎、肺俞,经以上治疗,困扰患者 2 年多的慢性咽炎被治愈了,半年后随访,未再复发。

中医辨证分型

1.阴虚肺燥型:咽喉干疼、灼热,干咳少痰,口干不欲多饮,午后及黄昏时症状明显。咽部充血呈暗红色,黏膜干燥,或有淋巴滤泡增生。舌红,苔薄,脉细数。治则:滋阴清热,清利咽窍。

2.痰热蕴结型:咽喉不适,受凉、疲劳后症状加重。咳嗽痰稠,口渴喜饮。咽黏膜充血呈深红色,肥厚,有黄白色分泌物附着。舌红,苔黄腻,脉滑数。治则:养阴清热,化痰活血,舒利咽窍。

3.肺脾气虚型:咽喉不适但不欲饮,咳嗽有痰易咳,平时畏寒易感冒,神疲乏力,语声低微,大便溏薄,舌苔白润,脉细弱。治则:补肺健脾,益气固表。

治疗

1.主穴:大椎、风池、太阳、人迎。

2.配穴:照海(阴虚肺燥);丰隆(痰热蕴结);足三里(肺脾气虚)。

3.刺法:每次取主穴 2 个,配穴 1 个;如果咽部充血较甚,可以刺咽后壁充血部位的左右阿是穴,刺后禁食半天。

笔者按

根据长期的临床实践,我总结出教师、会计、IT 工作者,若患有慢性咽炎,多与其自身的颈椎病有关。因"城门失火,殃之池鱼",颈部和咽部是邻居,一方出问题,往往会影响到另一方。所以治疗千万不能"头痛医头,脚痛医脚",慢性咽炎不能只关注咽部,还应想到与之相关的脏器,否则疗效欠佳。该患者身为毕业班的带教班主任,工作压力大,加之长期熬夜,导致阴虚火旺,灼蒸咽部,使咽喉干燥发痒。治疗应以祛瘀消炎、滋阴祛火为原则,还应辨证审因、治病求本、标本兼治,如此,方能获得最佳疗效。

(二)麦粒肿

麦粒肿俗称"针眼",是睫毛毛囊附近的皮脂腺或睑板腺的急性化脓性炎症。

麦粒肿分为内麦粒肿和外麦粒肿两种类型。

眼睑有两种腺体,在睫毛根部的叫皮脂腺,其开口于毛囊;另一种靠近结膜面埋在睑板里的叫睑板腺,开口于睑缘。麦粒肿就是这两种腺体的急性化脓性炎症。引起麦粒肿的致病细菌多为金黄色葡萄球菌。

麦粒肿的临床表现如下:①眼睑皮肤局限性红、肿、热、痛,邻近球结膜水肿。②当脓液局限积聚时出现黄色脓头,外麦粒肿发生在睫毛根部皮脂腺,表现在皮肤面;内麦粒肿发生在睑板腺,表现在结膜面,破溃排脓后疼痛缓解,红肿消退。③重者伴有耳前、颌下淋巴结肿大及压痛,全身畏寒,发热等。

麦粒肿切忌挤压或用未消毒的针挑或过早切开,因为眼睑血管丰富,其静脉与眼眶静脉及颜面静脉相通,且没有静脉瓣来阻止其血液回流,加之眼睑静脉又与颅腔静脉相通,炎症一旦扩散,轻者引起眼眶蜂窝织炎,重者能导致海绵窦血栓形成败血症,危及生命。

病案:他患上了麦粒肿

史某某,16岁,高中生。主诉5天前突然感到右边下眼睑发痒,用手揉后有点发红,肿胀微痛。5天后下眼睑生出一小硬结,疼痛加重,同时伴有心烦口臭、尿黄、便秘。

检查:右下眼睑红肿,触痛,其尖部已呈脓状。治疗:先点刺麦粒肿尖部,挤出脓性分泌物,再刺曲池穴。

第二天复诊:患处肿胀消失,但仍有疼痛感,口臭减轻,尿液正常。再刺耳穴眼区、肝俞后,疼痛消失,诸症痊愈。

中医辨证分型

1.外感风热:针眼初起,痒痛微作,局部硬结,微红微肿,触痛明显,苔薄黄,脉数。治则:祛风散热,解毒化瘀。

2.热毒炽盛:眼睑肿痛剧增,伴见头痛、身热、嗜睡,局部皮色暗红不鲜,脓出不畅。舌质绛,苔黄糙,脉洪数。治则:清热解毒,通经消瘀。

3.脾胃蕴热:针眼屡发,面色少华,偏食,便结。舌质红,苔薄黄,脉细数。治则:健脾和胃,化瘀清热。

治疗

1.主穴:阿是穴、大椎、耳穴的眼区。

2.配穴:热毒炽盛:大椎;耳尖(外感风热);曲池(脾胃蕴热)。

3.刺法:先点刺麦粒肿尖部,挤出硬结或脓性分泌物;再点刺耳穴眼区和相应配穴。

笔者按

麦粒肿在中医学被称为"土疳"或"土疡",俗称"眼痤""偷针眼",是一种常见的眼科疾病,在医学上叫麦粒肿,又叫眼睑炎。"针眼"的最初病症是眼皮微痛,感染区泛红,还会有一个小脓点,疾病后期眼睛会瘙痒,易流泪,对轻微的光或闪光有不适感,有时还会出现带黄头的脓,像针眼儿大小,因此被人们称为"针眼"。

中医认为,"针眼"一是因感风热毒邪,使得眼睑结疱;二是过多食辛辣食物,脾胃蓄积热毒,上攻于目引起。西医早期多采用湿热敷或旋磁理疗,化脓期建议手术切开排脓。而采用刺血治疗该疾,收效迅速且无须手术,更无任何副作用,值得临床推广。

(三)急性结膜炎

急性结膜炎,民间俗称"红眼病"。好发于春季,它是一种主要由细菌或病毒感染引起的接触性传染病。临床上依据不同的致病因素,可分为细菌性结膜炎和病毒性结膜炎两大类。

急性结膜炎的典型症状是眼部充血发红、水肿、眼睛流泪、感觉眼黑有异物、有灼烧感,并伴有大量分泌物,部分患者眼部还会出现小点片状的出血,睁眼比较困难,但一般不影响视力。如果是由病毒感染所导致的急性结膜炎,症状更明显,多表现为结膜大出血、前淋巴结肿大并有压痛,还会侵犯角膜而发生眼痛,视力稍有模糊,病情恢复较慢。

此病的致病原因是外界的病毒和真菌。在我们的日常生活中,稍有不注意,就为真菌和病毒提供了传播的途径。急性结膜炎的传染性极强,只要健康的眼睛接触了被患者眼屎或眼泪污染过的东西,如毛巾、手帕、脸盆、书、玩具、门把手、钱币等,就会被传染,可能在几小时后或 1～2 d 内发病。

病案:游泳引发的急性结膜炎

孙某某,男,21 岁,在校大学生。夏季高温难耐,孙某某最喜欢傍晚去学校的游泳池游泳纳凉。某天下课后,他和往常一样游完泳回到宿舍洗脸时突然感到右眼不适、发痒,用手揉按后加重。当时孙某某以为是游泳时眼睛进水所致,没有在意。第二天一早醒来,他发现双眼红肿疼痛、畏光流泪,就去校医务室拿了一些眼药水,滴了 2 d 后未见好转。随即去安徽医科大学第一附属医院眼科就诊,被诊为急性结膜炎,医生给孙某某开了氧氟沙星、0.5%红霉素,用了几天后,效果还是不明显。后经同学介绍来我科接受刺血治疗。

病历摘要:双眼红肿疼痛,畏光,流泪,视物模糊,干涩,灼热,发痒有异物感,有黄白色分泌物,舌尖红,苔薄白,脉浮数。中医辨证:风热毒邪入侵肺络,气血壅滞,交攻于目而猝然起病。治疗原则:散风泻热解毒。

治疗:首先刺双侧太阳穴,加拔火罐,拔出瘀血 15 mL;再刺风池穴,出血10 mL;最后点刺耳部眼区穴,挤出数滴紫暗色血滴。

刺血完毕,孙某某自觉双眼的充血状态减轻,不再怕光。次日复诊:双眼结膜充血消失,分泌物大减,视物不再模糊,但眼睛还有干涩感。

二诊刺血：双晴明穴刺之，挤瘀血数滴；再刺耳尖，出血数滴。三诊后，诸症全消，基本治愈。

中医辨证分型

1.肺阴不足：眼睛干涩不爽，瞬目频频，发痒，不耐久视，睑内红赤，反复难愈，伴干咳少痰、咽干、便秘，舌红少津，脉细数。治则：滋阴润肺。

2.邪热化火：常见于风邪客热或天行赤眼，治疗不彻底，眼干涩、疼痛、发痒、畏光流泪，有少许眼屎，白睛遗留少许赤丝细脉，迟迟不退，睑内轻度红赤，舌质红，苔薄黄，脉数。治则：清热利肺。

治疗

1.主穴：太阳、耳穴的眼区。

2.配穴：肺俞、风池（肺阴不足）；合谷、曲池（邪热化火）。

3.刺法：首先刺太阳，然后点刺耳部眼区穴。

笔者按

本病属中医学"天行赤眼""暴发火眼""暴风客热"的范畴，由外感风湿热毒所致，或兼由肺胃积热所致。

取太阳、风池穴刺之，有清热解毒、泻火止痛的作用；刺耳尖、耳穴的眼区，源于"肝开窍于目"，胆经循行耳周，肝胆表里，故取之。晴明为太阳、阳明交会穴，位于目内眦，为局部取穴法，可宣泄患处郁热，有快速消除眼睛充血状态的功效，诸穴合用，标本兼治，疗效迅速，可作为急性结膜炎的首选治疗方法之一。

（四）迎风流泪

迎风流泪为眼科常见疾病，是指在遇到风吹时流泪不止，尤其是在骑车时，但无风时流泪就可以停止。那么引起迎风流泪的原因是什么呢？归纳起来，有以下4点：①因气候引起的迎风流泪现象一般多发生在冬季，冬季天气较冷，室外温度比室内低很多，如果骤然从室内走到室外，冷风刺激导致泪腺分泌增多，且冷天泪水蒸发慢，泪道收缩变细，因此眼泪积聚在眼眶内，情不自禁地流出来，这就是我们平时较为常见的迎风流泪。②慢性炎症、外伤或者过敏反应等造成泪点及泪道黏膜肿胀，久而久之泪道狭窄、阻塞，泪液排出不畅，细菌在泪囊中繁殖可引起泪囊炎，因此常有溢泪现象，见风时流泪加剧。常见的眼科疾病如沙眼、慢性结膜炎等引起的迎风流泪均属于此类。③急慢性鼻炎、外伤或者囊肿等造成鼻泪管阻塞，使正常的排泪功能受阻，泪液存积于眼内，甚至溢出眼外，如有冷风刺激，症状更加严重。④老年性皮肤松弛，下眼睑外翻或者皮肤瘢痕牵引等都可使泪点外翻或者闭塞，从而出现迎风流泪。

病案：老太太饱受3年迎风流泪的折磨

陈阿婆，66岁，独居，和我大舅妈是相处甚好的邻居。陈阿婆有一儿一女，都在合肥工作,平常也很孝顺,他们都想把陈阿婆接来合肥一起生活。可陈阿婆执意不肯离开自小长大的三河古镇,在古镇街上摆了一个杂货小摊打发时光。

一个夏季的周末,我去看望大舅妈,她告诉我隔壁的陈阿婆得了一种怪病,就是整天流眼泪,见了风更不得了,眼泪哗哗地直往下流,怎么都擦不干净,也止不住。陈阿婆难过得要命,杂货摊也不摆了,成天在家待着,两只眼睛通红通红的。镇上医院给她开了好多眼药水,点了也不管用,让我去瞧瞧。

我跟着舅妈来到陈阿婆家,一听说我可以治疗她的眼睛,陈阿婆开心极了,把家里所有好吃的东西都拿出来招待我。我询问了她的病史,陈阿婆左眼流泪已有3年,一开始只是左眼迎风流泪,现在右眼也开始流泪了,常常感到头晕目眩、身体发软、走路都没有力气。查体发现阿婆双眼暗淡无光,眼皮发红,脸色暗黄无华,舌质淡、苔薄白,脉细无力。辨证为肝血不足、气血亏虚。

我当即取出随身携带的针具为陈阿婆治疗:先刺双侧太阳、四白穴;再刺双耳垂的眼区。刺血完毕,陈阿婆说:眼睛舒服多了,好像看东西都亮了不少。我嘱咐陈阿婆喝点阿胶补血口服液,每天炖点鸽子汤,里面可放30g黄芪补补气血。

半个月后,陈阿婆的儿子带着母亲来复诊,说母亲的眼睛明显好多了。陈阿婆的儿女都孝顺,买了不少补血口服液,她也按照我的吩咐,吃了8次黄芪炖鸽子,现在身体有气力了,走路也不累了,但遇风左眼还会流泪,右眼好多了。

二次治疗刺大椎、肝俞,并嘱咐她回去每天艾灸关元、大椎穴30 min。前后共刺血4次,陈阿婆的眼睛迎风流泪的症状消失了,视物也清楚了,面色红润,诸症痊愈。

中医辨证分型

1.气血亏虚:患眼不红不痛,流泪频频,泪水清冷稀薄,面色少华,神疲体倦,健忘怔忡,舌淡苔薄,脉细弱。治则:补气养血。

2.肝肾阴虚:患眼无赤痛,迎风流泪,兼头晕目眩、面色少华、手足心热、盗汗,舌淡苔薄,脉细无力。治则:滋补肝肾。

治疗

1.主穴:太阳、四白、阿是穴(鼻泪管道开口处)。

2.配穴:膈俞、肾俞(气血亏虚);肝俞、太溪(肝肾阴虚)。

3.刺法:①取患侧的阿是穴点刺;②每次取主穴1个,配穴1个,刺之。

笔者按

中医认为迎风流泪主要是由于肝肾阴虚、肾气不纳、外受冷风刺激所致。泪为人身五液之一,若久流不止,能使双眼昏暗难辨物色,甚至失明。

眼睛迎风流泪可分为冷泪和热泪两种类型。冷泪是眼睛不发红,经常流泪,迎风时更甚,眼泪清稀,如不治疗,时间久了,会使眼睛昏暗,辨不清颜色;热泪是眼睛红肿疼痛,怕见光,眼泪黏浊,多与其他眼病并发。西医治疗多是先冲洗泪道,看看鼻泪管是否阻塞,如阻塞就会采取泪道挂线的方法治疗,或滴眼药水,但效果都不太理想。

刺血治疗此病,是通过刺血达到通经活络,快速改善泪道的气血瘀滞状态,打通阻塞的泪道,泪道通了,少量滋润眼球的泪水通过鼻泪管进入鼻腔,就不会出现迎风流泪的症状了。

(五)翼状胬肉

翼状胬肉是眼科的常见病和多发病,一般认为是受外界刺激而引起的局部球结膜纤维血管组织的一种慢性炎症性病变,呈三角形,可侵犯角膜、单眼或双眼受累。因其形状酷似昆虫的翅膀故名"翼状胬肉",中医称为"胬肉攀睛"。它是临床上最为常见的眼科疾病之一,也是最为古老的眼病。它不仅可以导致眼部刺激征及外观缺陷,还可不同程度地影响视力。一般认为,长期暴露于烟尘、风沙、日光下,受冷、热刺激,结膜结缔组织变性增生,球结膜及纤维血管组织呈翼状侵入角膜浅层,是一种由结膜组织的增殖变性引起的病变。

病案:眼角胬肉让他视物模糊

黄大爷,62岁。主诉:右侧内眼角长出胬肉一年有余,一开始只是感觉右眼角有异物,随着时间推移,右眼角逐渐长出一丝多余的条状物,慢慢增大,眼角充血,右眼看东西明显比左眼模糊。安徽省立医院眼科诊为翼状胬肉,给他开了抗生素眼药水以控制结膜炎症,减轻充血。因效果不明显,又给他开了皮质类固醇眼药水点眼,还是没有效果。

半年前,张大爷来到我科要求刺血治疗,眼科检查示:右眼内睑裂部结膜肥厚,胬肉体部充血水肿,血管扩张,其尾部与半月皱襞粘连,移动球结膜则形成一横向条索。

治疗:刺大椎、右睛明、尺泽穴,出瘀血约30 mL。嘱其1个月后复诊(注:老人刺血多为1个月1次)。

1个月后二诊:右眼充血消失,胬肉变短。治疗:刺太阳、少泽,出瘀血15 mL。

两个月后三诊:右眼胬肉平坦,已从之前的覆盖眼球边退至内眼角处。视物较前清楚。治疗:刺肺俞、曲池、睛明穴。上述穴位辨证交替刺之,经5次治疗后,张大爷的右眼翼状胬肉消失了。

中医辨证分型

1. 心肺风热:胬肉初生,头尖体厚,红赤涩痒,眵泪俱多,口干尿黄,舌尖红,苔薄黄,脉数。治则:清肺热,祛瘀。

2. 脾胃实热:胬肉头尖高起,体厚而大,赤瘀如肉,痒涩不舒,眵多黏结,口渴欲饮,便秘溲赤,舌红苔黄,脉洪数。治则:健脾祛热。

3. 阴虚火旺:胬肉红赤不著,涩痒间作,时轻时重,烦热,口干舌燥,舌红苔黄,脉沉细。治则:滋阴降火。

治疗

1. 主穴:大椎、太阳、睛明。

2. 配穴:心肺风热:肺俞、少泽;脾胃实热:脾俞、足三里;阴虚火旺:心俞、复溜。

笔者按

翼状胬肉在中国传统医学中被称为"胬肉攀睛"。中医学认为,本病多因外感、饮食、七情、劳欲等,使脏腑失调,邪热上攻于目,血滞于眦而发病。若眼裂部位常受风沙、烟尘或阳光等刺激,可加速胬肉的滋生与发展。

西医多以眼药水点滴或手术治之。采用刺血疗法可改善眼区组织的气血瘀滞,达到祛瘀消炎的功效。气血通畅,瘀滞的代谢物随瘀血而出,即消除了翼状胬肉滋生的土壤。通过刺血治疗眼睛得到气血濡养,这胬肉自然就消失了。

(六)口腔溃疡

口腔溃疡,中医又称为"口疮",是临床的常见病、多发病,为发生在口腔黏膜上的浅表性溃疡,可为米粒至黄豆大小,圆形或卵圆形的溃疡面,周围充血,进食刺激性食物会引发疼痛,一般1~2周可以自愈。慢性复发性口腔溃疡病程长,反复发作,对患者身心危害较大。临床表现为口腔黏膜反复出现孤立的、圆形或椭圆形的浅表性溃疡,局部灼热疼痛。

口腔溃疡的诱因可能是局部创伤、精神紧张、食物、药物、激素水平改变及维生素或微量元素缺乏,但系统性疾病、遗传、免疫及微生物在口腔溃疡的发生、发展过程中可能也会起重要作用。口腔溃疡在很大程度上与个人的身体素质有关,因此要想完全避免其发生可能性不大,但如果尽量避免诱发因素,则可降低其发生率。

病案:恼人的口腔溃疡

尚某某,男,30岁,高中老师。主诉患有口腔溃疡2年,一开始以为是吃东西上火,用点消炎药就好了,可是非但没好还越来越严重,到医院一查原来是重度口腔溃疡,常年复发,且一发就是好几个溃疡点,喝水、说话都很困难,医生开了点清热祛火药,但是不怎么有效。也曾服用过抗生素、去医院输液等,当时的消炎效果非常好,但是治标不治本,容易复发。医生建议手术治疗(把溃疡处切下来化验),但因尚某某害怕手术,遂拒绝。

查体:患者舌尖、舌边、两颊部共有溃疡灶五六个,溃疡表面覆盖黄苔,中间基底部凹陷,四周隆起,红肿热痛。舌红苔黄,脉弦滑。

追问病史:平时常伴有口苦口臭,心烦燥热,小便短赤,大便秘结。中医辨证属心脾热盛,肌腐生疮。治宜清热泻火,生肌疗疮。

治疗:①先让患者用0.9%的生理盐水漱口,以清洁口腔;②持刺血针对准溃疡面(阿是穴),散点法刺之,深度0.2～0.3 cm,刺后稍加挤压,使之出血数滴;③刺血完毕,再用生理盐水漱口,嘱其流质饮食1天。

1周后二诊,口腔内的溃疡面均已缩小,黄苔退去,溃疡面开始泛红。二诊治疗刺四缝穴,挤出数滴黄白色黏液。三诊时刺金津玉液处充盈的静脉血管,使之出血5 mL左右。

经过3次刺血治疗,尚老师2年的口腔溃疡痊愈。追访半年,没有复发。

中医辨证分型

1. 心火上炎:舌体或口颊溃疡,灼热疼痛,表面多黄白色分泌物,可伴有心烦、尿短赤或灼热感,舌尖红赤,苔黄,脉滑数。治则:清心降火,凉血利尿。

2. 脾胃伏火:溃疡以两颊及唇为主,灼热疼痛,口渴不欲饮,伴口臭、口干、口苦、便秘、脘痞胸闷,舌红苔黄腻,脉滑数。治则:清热泻火,凉血通便。

3. 肝经郁热:口疮位于舌侧边缘,女性常随月经周期而复发加重,伴烦躁易怒、胸胁胀满、口苦口酸,舌苔黄,脉弦数。治则:清肝泻火,理气凉血解郁。

4. 阴虚火旺:溃疡色鲜红,经久不愈,反复发作,疼痛昼轻夜重,伴咽干口苦、手足心热、腰膝疼痛、遗精盗汗,舌红少苔,脉细数。治则:滋阴清热。

5. 气血两虚:口腔溃疡反复发作,色淡红,神疲乏力,劳累易诱发,饮食少思,大便不实,手足畏寒怕冷,舌质淡红,边有齿印,脉细弱。治则:气血双补。

治疗

1. 主穴:阿是穴。

2. 配穴:劳宫、心俞(心火上炎);四缝、脾俞(脾胃伏火);太冲、肝俞(肝经郁热);复溜、肾俞(阴虚火旺);膈俞、足三里(气血两虚)。

3. 刺法:①0.9%的生理盐水漱口,清洁口腔;②持刺血针对准溃疡面(阿是穴),散刺,深度0.2～0.3 cm,刺后稍加挤压,使之出血数滴;③刺血完毕,再用生理盐水漱口。

笔者按

口腔溃疡属于中医"口疮""口糜"的范畴。口疮虽生于口,但与内脏有密切关系。中医学认为,脾开窍于口,心开窍于舌,肾脉连咽系舌本,两颊与齿龈属胃与大肠,任脉、督脉均上络口腔唇舌,表明口疮的发生与"五脏"关系密切。

我们选用金津玉液穴刺之,因其位于舌系带两侧的静脉上,舌为心之苗,刺之可以泄心火之热;刺四缝穴有健脾消食,去湿热和胃的功效。溃疡面局部点刺,直接刺激溃疡点,挤出瘀血,促使创面愈合。

(七)甲状腺结节

甲状腺结节是指甲状腺内出现一个或多个组织结构异常的肿块,可在吞咽时随甲状腺上下移动,是临床常见的病症,可由多种病因引起。临床上有多种甲状腺疾病,如甲状腺退行性变、炎症、自身免疫以及新生物等都可以表现为结节。甲状腺结节可以单发,也可以多发,多发结节比单发结节的发病率高,但单发结节甲状腺癌的发生率较高。

甲状腺结节包括良性结节、毒性结节性甲状腺肿、单纯性结节性甲状腺肿、怪性淋巴性甲状腺炎、亚急性甲状腺炎等病,以良性肿瘤多见,恶性结节仅占甲状腺结节的 0.1% 左右。临床表现为颈部肿块、颈部胀闷憋气、咽部有阻塞感,或伴有心慌、心烦、易怒、多汗,少数可见颈部胀痛、声音嘶哑等。

甲状腺结节在临床极为常见,且多见于女性。对患者而言,患病后除了身体会受到极大的伤害之外,心理健康也会受到极大的影响。

病案:令她恐惧的甲状腺结节

谭某某,女,38 岁,某公司职员。主诉去年单位体检时,查出自己颈部有一甲状腺结节。她吓坏了,以为自己得了癌症,到处看医生,吃了很多药也不管用。医生告诉她不要紧张,是良性的甲状腺结节,如果过度担心可以手术治疗。一听说要做手术,她更紧张了,整天茶饭不思,夜不能寐,度日如年。

在朋友的介绍下,她来到了我们科室。

查体:面色暗黄,忧愁貌。颈部可触及一甲状腺结节,1.2 cm×2.0 cm 大小,质软,无压痛,吞咽时,腺体随着喉头上下移动。

问诊:颈部有微胀感,胸闷不舒,精神抑郁,月经前乳胀,乳房亦有结节肿块,舌质淡,苔薄白,脉弦。中医辨证:气郁痰阻。治疗原则:理气解郁,化痰消瘿。

治疗:刺大椎、人迎、膻中穴,出紫黑色瘀血 40 mL。

半个月后二诊,胸闷消失,月经前乳胀症状大有减轻,乳房结节也随之相应缩小。

第三次治疗,刺阿是穴(结节处)、足三里穴。前后刺血 3 次,后续配合针刺大椎、肩井、风池、脾俞、肝俞、丰隆等穴,隔天 1 次,针刺 5 次,诸症全无,甲状腺结节消失,临床治愈。

中医辨证分型

1.气郁痰阻型:颈前瘿肿,结节质软不痛,颈部胀感,胸闷,女性经前乳胀或伴乳房结节,舌质淡,苔薄白,脉弦。治则:理气化痰。

2.脾虚痰盛型:瘿肿不痛,形体肥胖,神疲乏力,胸闷腹胀,纳差或便溏,带下清稀,舌体胖大,质淡,苔白或白腻,脉沉细。治则:健脾化湿。

3.痰瘀互结型:瘿肿质硬经久不消,伴胸闷、纳差、女子月经不调或经色紫暗或伴有血块,舌淡或淡紫,有瘀点,苔白薄或白腻,脉弦细或涩。治则:祛痰化瘀。

治疗

1. 主穴:大椎、人迎、天突、太阳。

2.配穴:膻中(气郁痰阻);丰隆(脾虚痰盛);曲泽(痰瘀互结)。

笔者按

中医学称甲状腺结节为"瘿结",多与情志内伤、肝郁不舒、饮食及水土失宜、先天因素有关。由于长期愤郁恼怒,忧思郁虑,使气机瘀滞,肝气失于调达,津液不能正常运化而凝聚成痰。气滞痰凝,壅结于颈则形成"瘿结"。

刺血治疗该证,选刺大椎穴意在疏通颈项部的气血瘀滞;刺天突、人迎穴是直接调节甲状腺局部的血液循环;本着"气会膻中"的理念,故刺膻中穴为理气化痰之法。刺血后,痰消气畅,血行正常,甲状腺结节自然随之消散。

(八)扁桃体炎

扁桃体炎是腭扁桃体因细菌感染或病毒感染而引起的炎症。病原菌以链球菌及葡萄球菌最常见,其他如肺炎球菌、流感杆菌以及病毒等也可引起。常于春秋季发病,多见于青少年。患急性传染病(如猩红热、麻疹、流感、白喉等)后,可引起慢性扁桃体炎,鼻腔有鼻窦感染也可伴发本病。

扁桃体炎分急性和慢性,急性期症状主要为咽痛、吞咽不适、畏寒发热、头痛等。查体可见咽部充血、扁桃体红肿及表面有脓点等。慢性扁桃体炎的症状为咽干、痒、痛及反复发作急性炎症,扁桃体过大者可影响吞咽和呼吸。此外,慢性扁桃体炎还可发展为感染病灶,引起耳、咽、喉的感染以及风湿热、关节炎、心肌炎、肾炎等多种威胁身体健康的疾患。

病案:肿大的扁桃体

赵某某,女,22岁,幼儿教师。3d前出现发热症状,咽喉干燥灼热,咽痛逐渐加剧,连及耳根,吞咽时尤甚,每遇进食咽部疼痛更剧。经肌注青霉素、口服退热药、含漱剂、含片等治疗,症状未能缓解,故来我科治疗。

检查:体温38.6℃,扁桃体Ⅱ度肿大,充血,左侧有米粒大的黄白色脓点,舌质红,苔薄黄,脉细数。实验室检查:白细胞$14.7×10^9$/L,中性粒细胞绝对值0.8,淋巴细胞百分比20%。

诊断:急性扁桃体炎。中医辨证:风热侵袭,肺胃邪热。治疗原则:疏风清热,利咽消肿。

治疗:①先点刺双手的少商穴,各挤出30滴瘀血;再刺尺泽穴出血15 mL。②让患者用0.9%生理盐水漱口以清洁口腔,再以刺血针快速点刺两侧肿胀的扁桃体,刺出血即可。辅助口服:金银花10 g、板蓝根6 g、蒲公英15 g煎服,1日3次。刺血1h后,体温降至正常,喝水时咽部疼痛大减。次日复诊,体温正常,咽部充血症状消退,双侧扁桃体Ⅰ度肿大,进食干饭时仍有疼痛感,便秘。次日复诊刺商阳、大椎穴,出血约20 mL。3d后诸症消失,临床痊愈。

中医辨证分型

1.风热侵袭:咽喉干燥灼热,疼痛逐渐加剧,吞咽时更重,伴头痛、发热、微恶风、咳嗽,舌质红,苔薄黄,脉浮数。治则:祛风散热。

2.肺胃热盛:咽痛剧烈,连及耳根,吞咽困难,痰涎较多,见高热、口渴引饮、咳嗽痰黄、口臭、腹胀、便秘溲赤,舌质红,苔黄,脉洪大而数。治则:清肺养胃。

3.阴虚邪滞:咽部干燥,微痒微痛,午后加重,伴手足心热、失眠多梦、耳鸣、腰酸、便秘,舌质红,少苔,脉细数。治则:滋阴驱邪。

4.气虚邪滞:咽干不适,异物感,咳嗽痰白,胸脘痞闷,易恶心呕吐,口淡不渴,大便不实,舌质淡,苔白腻,脉缓弱。治则:补气行滞。

5.痰瘀互结:咽部干涩不利,或刺痛胀痛,痰黏难咯,迁延不愈,舌质暗,有瘀点,苔白腻,脉细涩。治则:化痰散结。

治疗

1.主穴:阿是穴(肿大的扁桃体)、少商。

2.配穴:风池(风热侵袭);尺泽(肺胃热盛);太溪(阴虚邪滞);商阳(气虚邪滞);丰隆(痰瘀互结)。

3.刺法:①先点刺患侧少商穴,挤出瘀血至颜色变淡为度;②0.9%生理盐水漱口,以刺血针快速点刺肿胀的扁桃体,刺出血即可;③再根据辨证刺一配穴。

笔者按

中医学称扁桃体炎为"乳蛾",发于咽喉两旁,形如乳头、蚕蛾,故称"乳蛾"。发于单侧的为单蛾,发于双侧的为双蛾。

刺血治疗该病,收效甚速且无任何毒副作用。刺阿是穴(扁桃体肿大处),可以起到活血化瘀、消肿止痛的效果;少商穴为手太阴肺经之井穴,刺之有散风、清热之功;尺泽、大椎穴刺之,可以扶正祛邪,清除肺经之热。

(九)鼻出血

鼻出血,指血液由鼻腔流出,常由鼻、鼻窦及其邻近部位局部病变、外伤,以及某些影响鼻腔血管状态和凝血机制的全身性疾病引起,是耳鼻喉科的常见症状和急症之一,可在任何年龄发生。

鼻出血的常见原因可分为局部和全身两类。①局部原因:以挖鼻导致鼻出血最为常见。从解剖结构上讲,由于鼻中隔易出血区的黏膜薄,血管丰富、表浅,与其下的软骨紧贴,受到外伤时对血管的缓冲保护作用差,并且该部位的血管自行收缩能力也差。当外部气温干燥或患者高热时,鼻黏膜干燥不适且多痂,尤其当患有萎缩性鼻炎和干燥性鼻炎时,鼻腔黏膜更加干燥,此时挖鼻,极易损伤鼻中隔黏膜导致鼻出血。其他比较常见的还有鼻中隔偏曲,鼻腔、鼻窦或鼻咽部的良性出血性肿瘤或恶性肿瘤侵袭破坏局部血管等均可引起鼻出血。②全身原因:如血液病、高血压、动脉硬化等可引起鼻出血，肝脾疾病、营养障碍及维生素类缺乏、缺钙等也可引起鼻出血。

病案：孩子经常鼻出血吓坏妈妈

王女士属高龄产妇，38岁通过试管婴儿产下一个男孩。全家人对这个上帝恩赐的孩子倍加呵护，但不知为何，小家伙从5岁起常常会莫名其妙地流鼻血，有时半夜突然流鼻血会浸湿半条枕巾，这可把王女士给吓坏了。每次去医院，医生都是快速止血，再开一些口服的维生素C、维生素K之类的药物。可吃了药却治不了根，鼻出血总是反反复复，这可急坏了王女士。

半年前，王女士带着流鼻血的儿子来我科寻求治疗。检查发现患儿鼻黏膜干燥，查过舌苔、脉象后治疗如下：刺印堂穴加拔火罐出血3 mL，点刺双少商穴各挤出20滴血。刺血完毕，鼻出血立即停止。嘱回家后每日用藕节炭10 g，煎水作茶饮。3个月后，王女士一个人来到我科里，告知我，自从在我科刺血后，孩子一直没有再出现鼻出血。只是昨天半夜才又流了少量鼻血，但很快就止住了。我给开了一点藕节炭，嘱其煎水给孩子喝3 d即可。随访，发现孩子至今未再出现鼻出血。

中医辨证分型

1. 肺经热盛：鼻血点滴而出，色鲜红量少，鼻腔干燥，伴咳嗽痰少、口干身热，舌边尖红，苔白脉数。治则：清肺去热。

2. 胃热炽盛：鼻出血量大色深红，鼻干口臭，烦渴引饮，便燥，舌红苔黄，脉洪大。治则：清热养胃。

3. 阴虚火旺：鼻出血时出时止，口干少津，头晕眼花，耳鸣，心悸失眠，五心烦热，舌红绛，脉细数。治则：滋阴降火。

治疗

1. 主穴：印堂、尺泽、肺俞。

2. 配穴：少商（肺经热盛）；内庭（胃热炽盛）；太冲（阴虚火旺）。

3. 刺法：主穴2个，加辨证配穴1个，刺之。

笔者按

鼻出血的严重程度与出血速度、出血量有关，有时出血并不多，但患者看到鲜血从鼻孔流出大多会惊慌失措，而精神紧张也会加重病情。现代中医耳鼻喉科认为本病的产生是多种原因导致鼻部脉络损伤的结果，临床上与肺、肾、肝、脾关系密切，当辨别治之。

（十）神经性耳聋

神经性耳聋是指内耳听觉神经、大脑的听觉中枢发生病变，引起听力减退，甚至听力消失的一种病症，该病常常伴有耳鸣。神经性耳聋实际上是指感音神经性聋,包括耳蜗的病变,也包括听神经的病变,甚至还包括听觉中枢的某些病变,而不单纯指听神经的问题。该病主要表现为单侧或双侧耳部不同程度的渐进性听力减退,直至耳聋,可同时伴有耳鸣、耳内闷塞感,约半数患者伴有眩晕、恶心及呕吐症状。

病案:听不见声音的烦恼

周某,女,45 岁,企业主管。主诉半年前的一天,被隔壁邻居儿子结婚的鞭炮声给吓着了,从那以后右耳就出现鸣响,有时脑子也会嗡嗡作响,渐渐感觉右耳听力下降了很多,耳朵里仿佛总是有知了在那里叫一样,特别是在很安静的时候更加明显,还伴随后脑一阵一阵的疼痛。近一个多月来,右耳几乎听不见声音,耳内常有闷塞感,眩晕,眼睛干涩,恶心欲呕,夜里睡不好觉,白天昏昏沉沉。去医院检查,做了电测听声阻抗,结果为双侧外耳道清洁,双侧鼓膜完整,鼻腔通畅,鼻咽部(一)。被诊断为右侧感音性神经性耳聋。医生给她开了血管扩张剂、降低血液黏稠度的药物、B 族维生素,也做了高压氧治疗,但效果都不理想。

她因颈椎病复发,前来我科针灸,听说刺血可以治疗耳聋,她恳求我能否同时治疗她的神经性耳聋。

检查:双侧颈肌僵硬,压痛明显。颈椎 X 线摄片示颈椎生理曲度消失,钩椎关节增生;右侧颈椎斜位片示:颈 4、5、6 椎间隙狭窄,后缘增生;脑彩超示:椎-基底动脉供血不足,血流速度增快。治疗:刺大椎、肩井、听宫穴,出血 30 mL 左右;再刺太阳、曲泽,出血 20 mL 左右。刺血拔罐结束,周某告知耳内闷胀感消失,颈部僵硬感明显减轻,眼睛也感觉明亮了。

3 d 后复诊,主诉右耳听力有所好转,眼睛不再干涩。治疗:取耳门、翳风、尺泽穴刺血,出血约 20 mL,以后改为针灸疗法。选百会、大椎、风池、中渚、听会、合谷穴,辅助针柄灸,隔日针灸 1 次,治疗 5 次后,右耳听力恢复正常,诸症消失痊愈。

中医辨证分型

1.肾精亏虚:双耳听力逐渐下降,伴细声耳鸣,夜间较甚,失眠,头晕眼花,腰膝酸软,遗精多带,口渴多饮,舌红少苔,脉细弱或细数。治则:滋补肾阴。

2.心脾两虚:耳鸣日久而致听力下降,伴精神不振、短气乏力、纳差腹胀、大便不实,头晕目眩,舌淡、苔薄白,舌体肿、边有齿痕,脉沉缓或沉弱。治则:健脾养心。

3.气血亏虚:听力严重下降,伴耳鸣如蝉、神疲乏力、失眠多梦、目涩流泪、视物昏花、头晕目眩,舌淡苔少,脉沉细。治则:补气养血。

4.痰浊中阻:两耳蝉鸣,有时闭塞如聋,胸闷痰多,耳鸣眩晕,时轻时重,烦闷不舒,二便不畅,舌红,苔黄腻,脉弦滑。治则:化痰通络。

治疗

1. 主穴:大椎、听宫、耳门、翳风。

2. 配穴:太溪、太冲(肝肾阴虚);曲泽、太阳(心脾两虚);膈俞、翳风(气血亏虚);丰隆、尺泽(痰浊中阻)。

3. 刺法:每次选主穴 2 个,辨证配穴 1 个,半个月刺血 1 次。中间配合针灸治疗。

笔者按

中医认为,肾开窍于耳。人的肾精充足,则听力正常;肾精不足,则听力下降。神经性耳聋常常是由于患者压力过大或者是不良的生活习惯导致的。中医治疗该病多需辨证施治。刺血配合针灸治疗该症,临床效果明显。该患者原有颈椎供血不足之症,故选取大椎、肩井、风池穴,意在疏通颈项部的气血瘀滞;耳部周围穴位的选用,可以调节耳部周围的血液循环,消除瘀阻,内耳血流通畅,颈椎供血正常,供氧充足,听力自然得以恢复。

(十一)酒糟鼻

酒糟鼻,又称玫瑰痤疮,是一种主要发生于面部中央的红斑和毛细血管扩张的慢性炎症性皮肤病。多见于 30～50 岁中年人,以女性为多见。目前病因尚不十分清楚。可能是在皮脂溢出的基础上,由于体内外各种有害因子的作用,使患部血管舒缩,神经功能失调,毛细血管长期扩张所致。毛囊虫及局部反复感染是发病的重要因素,除此之外,嗜酒、吸烟、刺激性饮食、消化道功能紊乱、内分泌功能失调(尤其是绝经期)、精神因素、病灶感染,以及长期作用于皮肤的冷热因素如高温工作、日晒、寒冷、风吹等均可诱发或加重本病。

病案:他的鼻头肿如大蒜

李某某,男,22 岁,大二学生。主诉高中起就发现自己的鼻子经常发红,稍微吃点海鲜鼻子还会肿胀。上了大学以后,因为经常熬夜,鼻子越发红肿,上面起了很多脓头,用手挤后,会挤出白色小颗粒,有时还会有脓液。也找过很多医生治疗,都说是酒糟鼻,吃了很多西药,也涂抹了不少药膏,效果都不明显。每天顶着个红肿的大鼻子都不好意思出门,精神压力很大。后来在朋友的推荐下来我科治疗。

查体:鼻尖及两侧鼻翼可见数个针尖至绿豆大小的丘疹和脓疱,鼻部皮损处颜色呈黯红、紫褐色,皮肤肥厚,结节状隆起,表面凹凸不平。舌质黯红,舌尖边有瘀点、瘀斑,脉弦涩。证属:气血瘀滞。治则:祛瘀通络。

治疗:刺大椎穴,拔出紫黑色瘀血约 20 mL;再以 12 号一次性注射针头快速地在素髎穴的上下左右散刺数针,刺后用消毒纱布捏住鼻头挤出瘀血,刺血完毕,嘱其艾熏鼻头 20 min,1 日 1 次。

1周后二诊,鼻头红肿消退不少,丘疹消失,脓疱干燥。二次治疗:刺足三里、尺泽穴,出瘀血 30 mL。两周后三诊,鼻子皮肤颜色恢复正常,但凹凸不平还存在,继续再刺素髎穴及凹凸不平处。经过 4 次的刺血治疗,李某某的酒糟鼻治愈,凹凸不平的鼻子也恢复正常。

中医辨证分型

1.肺胃热盛:红斑多发于鼻尖或两翼,压之褪色,常嗜酒、便秘、饮食不节、口干口渴,舌红苔黄,脉弦滑。治则:清肺和胃。

2.血热蕴肤:红斑上出现痤疮样丘疹,脓疱,毛细血管扩张,局部灼热,伴口干、便秘,舌红绛,苔黄,脉洪大。治则:凉血清热解毒。

3.气血瘀滞:鼻部组织增生呈结节状,毛孔扩大,舌略红,脉沉缓。多见鼻赘型。治则:祛瘀通络。

治疗

1. 主穴:素髎、大椎。

2.配穴:风池(血热蕴肤);足三里(肺胃热盛);尺泽(气血瘀滞)。

3.刺法:先刺大椎穴,再刺素髎穴,素髎穴采用散刺法,刺后用消毒纱布捏住鼻头挤出瘀血,然后再根据辨证刺一配穴。

笔者按

中医认为酒糟鼻发生于鼻部或鼻部沟侧,乃肺、胃经所属,多由肺热受风或气血热盛生风所致,久之皮损以紫红色,且有肝气抑郁之症。西医多以内服和外用西药治之,效果往往不够理想。刺血治疗选局部的素髎穴,可以泄血中热毒,刺大椎穴以疏通颈部气血,足三里和尺泽穴刺之,乃是健脾利湿,宣肺清热,诸法合用,局部与全身治疗相结合,疗效显著,值得临床推广。

(十二)颞下颌关节炎

颞下颌关节炎是下颌与耳连接处的关节病症,也是常见的疼痛源。将手指放在两边的耳道前,张大嘴巴就能听到类似裂开的声音。颞下颌关节炎的症状包括局部关节疼痛、耳部疼痛、头痛、噪声和咀嚼时的疼痛,且伴随各种肌肉疼痛。患者嘴巴张开的幅度有限,有时吞咽食物也有困难。颞下颌关节炎可分为感染性、外伤性、退行性及类风湿性 4 类:①感染性关节炎,局部症状以红肿痛及关节运动障碍为主;②外伤性关节炎,有外伤史如挫伤、拔阻生牙、咬硬物等,关节区有剧痛且下颌区运动受限,有压痛、咀嚼痛;③退行性关节炎,下颌关节运动时关节区疼痛,开口受限,多发生于 40~50 岁的女性;④类风湿性关节炎,临床表现为早起时关节活动度减低、僵硬、关节区有压痛,一侧或双侧关节软组织肿胀。

病案:他的下颌常发出响声

黄某某,男,31 岁。主诉自从 3 个月前拔了一颗智齿后就发现说话时右颞下颌关节有响声,嘴巴张大时左耳附近的骨头似乎像卡住一样。说话、吃饭时感到右侧嘴巴的肌肉疼痛,几个月来都是用左边吃饭,现在右脸颧骨下方的面部肌肉有轻微萎缩的症状,伴有酸沉,用手压有疼痛感,现在感觉大牙特别累(右边较重),去医院检查,医生说是颞下颌关节炎。曾去理疗、针灸、热敷,还试过穴位注射、封闭,可疗效都不是很明显。现在每天都感到头痛、头晕、耳鸣、心烦,心情很是郁闷。

检查:张口受限,伴有弹响,按压则痛甚,舌质紫暗有瘀点瘀斑,脉弦涩细。辨证:因拔牙而使气机阻滞,气血运行不畅所致。治则:活血化瘀、理气止痛。

治疗:选翳风、上关、曲泽穴刺之,出血量约在 50 mL。刺血完毕,患者自觉疼痛大减,口腔瞬间可以张大了。2 周后复诊,主诉经刺血一次后效果非常明显,吃饭喝水时下颌关节已经不再发出响声,但咬硬物时还是感到些许疼痛,还会发出轻微的响声。

二次治疗:刺颊车、大椎、风池穴,出瘀血约 30 mL。1 个月后复诊,诸症消失,一切恢复正常。

中医辨证分型

1.湿热内蕴:下颌关节疼痛,张口受限,有弹响,伴纳呆、腹胀、便溏,舌质淡,苔白腻或黄腻,脉弦滑数。治则:清热化湿。

2.瘀血痹阻:因外伤、拔牙导致关节处疼痛,疼痛如刺,有定处,按压痛甚,舌质紫暗有瘀点,脉弦涩细。治则:活血化瘀。

3.气血亏虚:关节以轻中度酸痛、钝痛为主,精神不振,四肢倦怠,面色少华,舌淡苔薄,脉细数。治则:补气养血。

4.外邪侵袭:关节疼痛、弹响,张口受限,伴头晕、耳鸣、眼部不适等头面部症状。舌尖红,苔薄白或黄,脉浮数。治则:疏风扶正祛邪。

治疗

1.主穴:翳风、上关、颊车。

2.配穴:大椎(湿热内蕴);曲泽(瘀血痹阻);足三里(气血亏虚);风池(外邪侵袭)。

3.刺法:每次选主穴 2 个,辨证配穴 1 个,刺之。

笔者按

颞颌关节炎也称颞颌关节紊乱综合征,它是由多种病因导致的颞颌关节弹响、疼痛、张口闭口运动异常的一种慢性疾病,好发于 20～40 岁的青壮年。西医没有特效治疗方法,而刺血治疗此病,收效迅速。

五、妇科

（一）痛经

痛经是最常见的妇科疾病之一，它是指行经前后或月经期出现下腹部疼痛、坠胀，并伴有腰酸或其他不适，症状严重者明显影响生活质量。痛经分为原发性痛经和继发性痛经两类，原发性痛经是指生殖器官无器质性病变的痛经；而继发性痛经是指由盆腔器质性疾病，如子宫内膜异位症、子宫腺肌病等引起的痛经。

原发性痛经在青春期多见，常在月经初潮后 1～2 年内发病，可伴随月经周期规律性发作，以小腹疼痛为主要症状。继发性痛经的症状同原发性痛经，由子宫内膜异位症引起的继发性痛经常常呈进行性加重。

疼痛多自月经来潮后开始，最早出现在经前 12 h，以行经第 1 日疼痛最剧烈，持续 2～3 日后缓解，疼痛常呈痉挛性，一般不伴有腹肌紧张或反跳痛，可伴有恶心、呕吐、腹泻、头晕、乏力等症状，严重时患者可出现面色发白、冒冷汗。原发性痛经妇科检查一般无异常发现。

附恩师病案：女孩子难以启齿的痛经

23 岁的小胡，未婚，某纺织厂的女工。小胡在单位是出了名的织布能手，经她手织的布，几乎没有瑕疵。所以小胡年年都是单位里的生产标兵。不仅如此，她那匀称的身材和一双水灵灵的大眼睛，使得她无论走到哪里，都会招来欣赏和羡慕的眼光，由于才貌双全，她是全厂公认的"厂花"。因此，追求她的异性们不在少数，面对一朵朵的求爱玫瑰、一件件可心的求爱礼物，她是一个也不敢应承、一样也不敢接受。

小胡自 12 岁开始来月经，每每遇到经期，她都被痛经折磨得难以忍受，无法做任何事情，那几天只能请假在家卧床休息，有时甚至疼得在床上打滚。对于自己的这个问题，她满心愧疚，无奈看了许多医生，吃了大把的药也没能治好这个病。直到有一次，好心的小姐妹悄悄地告诉她，自己也有痛经，是在安徽省中医院针灸科治好的，她一听说，立马找到恩师求诊。

主诉自 12 岁月经初潮就开始痛经，尤其是在月经来时的一个小时后加剧，持续下腹刺痛直到月经结束，每月苦不堪言，每次痛经都需依赖止痛药或肌注止痛针方能缓解疼痛。月经量正常，经色紫暗、质薄，伴有血块。每次经前或行经期都伴有小腹及腰腿冷痛，用热水袋暖之则舒。平素食欲正常，偶有便秘，睡眠尚可。脉沉紧，舌淡红，苔薄白润。

中医辨证：寒凝血滞，肝脾不和。治疗原则：温经散寒，调和肝脾。治疗方法：①针刺取穴：合谷、三阴交、气海、关元、足三里；②针刺手法：用刺入捻转进针法，当达到一定深度产生酸麻感后,留针 30 min,间歇运针 2 次;③温针灸关元、足三里穴(温针灸就是把艾条截成一寸长短,插在针柄上,用火点着,使艾灸的热力借助针柄渗入体内,有驱寒暖宫之功效)。

在治疗的过程中,患者诉当针刺入体内产生酸麻感后,痛经的感觉立即减轻,待起针时疼痛已完全消失。经艾灸后,更觉腹部温暖舒适。恩师嘱其于下次月经来潮前 3 日,继续来接受 3 次针灸治疗。恩师总共给小胡调理了 4 个月经周期,就治愈了她那经久未愈的痛经。

1 年后,小胡给恩师来信,告知恩师她已经有了男朋友,男朋友对她呵护备至,每逢经期,总是细心地不让她沾一点凉水,还会给她做红糖鸡蛋吃。她说自己的幸福是恩师给的,结婚时一定给恩师送喜糖。

中医辨证分型

1. 气滞血瘀:每于经前一二日或经期小腹胀痛、拒按,经血量少或排出不畅,经色紫暗有血块,血块排出疼痛减轻,胸胁乳房胀痛,舌质紫暗,舌边有瘀点,脉沉弦。治则:活血化瘀。

2. 寒湿凝滞:经前或经期小腹冷痛,得热痛减,拒按,经量少,色暗黑、有结块,恶心呕吐,畏寒便溏,苔白腻,脉沉紧。治则:温阳化湿。

3. 气血虚弱:经前或经净后,小腹隐痛、喜按,月经色淡量少、质稀,伴神疲乏力、面色苍白,舌淡苔薄,脉虚细。治则:补气养血。

4. 肝肾亏损:温补肝肾。

治疗

1. 主穴:三阴交、关元、次髎。

2. 配穴:曲泽、肝俞(肝郁气滞);重灸关元(寒湿凝滞);灸足三里(气血虚弱);肝俞、肾俞(肝肾亏损)。

3. 治疗方法:①刺血:根据中医辨证取穴刺之;②根据辨证结果针刺或艾灸对应穴位。

笔者按

中医学认为痛经的主要病因和病机是妇女在经期及月经前后,由于血海由充盈渐之转为泄溢,气血变化较大且急骤,这时情绪波动、起居不慎或外邪乘虚而入,均易导致冲任失调、瘀血阻滞或寒凝经脉、气血不和胞宫经血受阻,以致不通则痛,或致冲任胞宫失于濡养而不荣则痛。

上述介绍的乃为恩师单纯地针灸而治愈的病例。在我的临床治疗中,多以刺血加艾灸治疗此证,效果更佳。但对于害怕刺血者,可以参考恩师的针灸法,所以我写出了刺血的穴位,也把恩师的病案附上,供后辈们参考。

（二）产后血晕

产后血晕为中医病名，是指产妇分娩后突然头昏眼花、不能起坐，或心胸满闷、恶心呕吐、痰涌气急、心烦不安，甚则神昏口噤，不省人事。西医中没有与之相对应的病名，但临床中因产后出血引起的虚脱、休克或羊水栓塞等病，可与本病互参。此病是产后危急重症之一，若救治不及时，往往危及产妇生命，或因气血虚衰而变生他疾。

病案：产后血晕

这个故事发生在农村，是恩师参加巡回医疗队时救治的患者。那是一个王姓的产妇，32 岁，农民。婆家人说自己的儿子是三代单传，娶个媳妇进门 5 年了一直不生，看了不少医生，西医也检查了很多次，都没有检查出什么问题，也吃了不少老中医开的中药，可就是不见怀孕。村里的风言风语越来越多，一家人被这些流言蜚语压得抬不起头来。无奈之下听人说抱养个孩子或许就有可能生一个自己的孩子。媳妇就把自己妹妹生的、刚满月的第二胎女儿抱过来收养。说来也怪，抱养的女儿刚满 11 个月，自己的媳妇就真的有了身孕。一家人这个高兴劲儿就不用说了，盼星星、盼月亮，总算盼出了头。

眼看着离预产期越来越近，全家人在期盼中等待着第三代出生。谁知离预产期还有 20 余日，产妇提前破水，立即被送进医院待产，眼看产妇的体温逐渐升高至 40℃，妇产科医生当即给予引产，顺产一死婴。因产后失血过多，产妇感到头晕目眩、浑身发软、不能起坐。

妇产科医生于 1969 年 10 月 5 日急请恩师会诊。经查看：患者面色苍白，虚汗满额，心中胀满闷重，小便甚少，微有寒热，口唇抽动，舌尖麻木，脉浮缓。

中医辨证：气血大亏，肝风内动。治疗原则：扶正、养血、平肝、交通心肾。治疗方法：①针刺取足三里、三阴交、人中穴，快速进针，多捻转，捻转角度大，用中强刺激量，留针 15 min；②取中药人参 6 g、附子 10 g 为 1 剂，煎服。

10 月 6 日二诊：产妇诉经过针灸治疗及口服中药两剂后，自觉心中满闷稍好，余症依然。按照上述方法一共给患者治疗了 6 次，内服中药 3 剂，所有症状完全消失，患者恢复健康。

眼看着自己的孙子就要出世了，可生出来的却是一个死婴，媳妇和婆家人都伤心欲绝，媳妇担心自己以后再也不会怀孕了，面对这忧心忡忡的一家人，恩师告诉他们："不用担心，这次只是一个意外，以后再怀孕时，一定要注意定期产检，养好身体，一年后还会有孩子的。"

恩师的一番话消除了这一家人的心理负担，随后他们带着恢复健康的媳妇出院了，1 年半后，他们竟然带着红喜蛋来到省城医院，当面向恩师致谢，因为媳妇真的给他们家生了一个健康的孙子。

中医辨证分型

1.血虚气脱型:产后流血过多,突然昏晕,面色苍白,心悸胸闷,甚则昏不知人,眼闭不开,手撒肢冷,冷汗淋漓,舌淡苔少,脉微欲绝或浮大而虚。治则:养血补气固脱。

2.血瘀气逆型:产后恶露不下,或下亦甚少,小腹疼痛拒按,甚则心下满闷,气粗喘促,恶心呕吐,神昏口噤,不省人事,两手握拳,面色青紫,唇舌紫暗,脉涩有力。治则:活血理气祛瘀。

治疗

1.主穴:足三里、三阴交、人中。

2.中药:人参6g、附子10g为1剂,煎服。

3.治法手法:选取上述穴位,快速进针,多捻转,捻转角度大,用中强刺激量,留针15min。

笔者按

对于产后血晕,笔者没有机会治疗,只能把恩师的病案完整详细地写出来,以供在基层工作的医务工作者们参考。因为省城的大医院分科明确,西医抢救手段及时,不可能请针灸科去治疗此病。所以,我至今也没有治疗过一例产后血晕。

(三)滞产

在正常情况下,分娩过程的总时长,初产妇约为16h,经产妇为10～12h。如果因为某些原因使产程延长超过24h,则称为滞产。引起滞产的常见原因如下。①产妇对分娩有顾虑及恐惧,精神过度紧张,将假宫缩当作正式临产,致使大脑皮层过度疲劳,影响正常的子宫收缩。子宫收缩力异常是发生滞产的重要原因。②子宫因素:双胎、羊水过多、巨大胎儿等使子宫壁过度伸展,子宫肌纤维失去正常收缩力;产妇及子宫曾有急慢性感染、子宫肌肉发育不良、子宫畸形、子宫壁间肌瘤等。③胎位异常(如横位)、头盆不称、盆腔肿瘤阻塞等,使胎先露压迫受阻,不能有效压迫子宫下段及子宫颈部,不能引起有力的反射性子宫收缩。④内分泌失调:临产后体内雌激素或催产素分泌不足,乙酰胆碱减少可影响子宫收缩。⑤药物影响:应用了大量镇静药物或保胎时过多使用孕激素,导致临产后宫缩乏力。⑥其他:产妇过度疲劳,高龄初产妇因宫颈坚硬,不易扩张,或膀胱过度膨胀也可影响子宫收缩。

病案:胎儿久久不能来到这个世界

恩师说这个病案时,他还在合肥市第一人民医院工作。因为针灸科可以治疗很多疑难杂症,所以大凡其他科室碰到难以解决的问题,多会请针灸科会诊。尤其是急诊科,邀请会诊的次数最多。

今天讲的这个病案发生在1976年3月6日合肥市第一人民医院妇产科。胡某,女,30 岁,农民。她 29 岁结婚,婚后很快就怀孕了。

可胡某到了预产期也没有要生的征兆,农村的接生婆说:"没有关系,有的人还会超过预产期半个多月呢!"直至过了预产期半个月左右,胡某才开始时有阵痛,但等了 5 天,宫口还是难开,依然没有要生的感觉。婆家人和接生婆都慌了,立马把她送到合肥市第一人民医院。

妇检:孕妇无产道异常、胎位不正和胎儿畸形等情况,胎位已下移,但阵痛不紧,宫口未开,不便顺产。医院考虑做剖腹产手术,患者不愿意,因此约针灸科主任——我的恩师会诊。

恩师到了待产房,查孕妇面色萎黄,焦虑不安,汗流浸衣,极度疲乏,阵痛绵绵,少腹坠胀难忍,宫口难开,脉来滑数无力,舌淡胖,边有齿痕。

中医辨证:滞产时久,乃成虚脱。针灸治则:导滞引产。治疗方法:①针刺取穴:肩井、合谷、三阴交。手法:用一寸毫针直刺肩井穴三分深,多捻转,用中强刺激量,得气后留针 10 min;合谷穴用补法,不留针;三阴交穴用泻法,于得气后提插捻转 1 min,留针 10 min 后,再强力提插捻转 1 min。②灸法:选双侧至阴穴,以麦粒艾柱直接灸各穴位 5 壮。针灸完毕后,胎动加剧、阵痛加速、加重,当夜胎儿即顺利娩出。

3 月 7 日二诊:母子安然无恙,嘱其安心调理。3 日后出院。

中医辨证分型

1. 气滞:产时腰腹持续胀痛,痛剧,宫缩甚强,无规律,无推力,久产不下,精神紧张,烦躁不安,面色紫暗,舌暗红,苔薄白。脉弦大或至数不匀。治则:补气行滞。

2. 气虚:孕妇素体虚弱,气血不足,产时阵痛微弱,宫缩不强,神倦乏力,心悸气短,面色苍白,舌淡,苔薄,脉虚大或细弱。治则:补气养血。

治疗

1. 主穴:肩井、合谷、三阴交。

2. 配穴:至阴。

3. 治法:①针刺取穴:肩井、合谷、三阴交。②手法:用一寸毫针直刺肩井穴三分深,多捻转,用中强刺激量,得气后留针 10 min;合谷用补法不留针;三阴交用泻法。于得气后提插捻转 1 min,留针 10 min 后,再强力提插捻转 1 min。

3. 灸法:选双侧至阴穴,以麦粒艾柱直接灸各穴位 5 壮。

恩师按

滞产一症,乃因多种原因致子宫收缩不能逐渐增强,而使第一产程(自分娩开始至宫口完全张开)延长,其中因初产妇情绪紧张而引起滞产者最为多见。临床表现为阵痛开始,胎位下移,唯宫口难开,拖延时日,胎儿停滞难产。

本症因剖腹产对母体损伤大,药物治疗效果不显,孕妇及家人又不愿意接受剖腹产手术,故在治疗方法上让西医妇科大夫们感到十分棘手。而针灸对于子宫收缩无力的滞产有催产作用,能拯救危机于顷刻间。

恩师说肩井为足少阳经之穴,又为手少阳经、足阳明经及本经四脉之会,能疏调诸经之气;合谷为手阳明经原穴,阳明经多气多血;三阴交为足三阴经之交会穴,属血;补合谷泻三阴交,有补气调血下胎的作用。至阴为足太阳经之井穴,《医说》中谓其善"灸难产",《寿古保元》中载:"其治胞衣不下,灸之可引产下行"。四穴相配,催产下胎之力较好。恩师说,他在参加农村医疗队的日子里,碰上这样的情况,多采用针灸疗法,临床用之常收效甚捷。

其实,现代人接受剖腹产者多也,不说其弊端到底有多少,起码影响腹部的美观吧!生一个孩子,腹部多了一条像蚯蚓一样的疤痕,许多爱美的女性还是有点不愿接受。在偏远的乡村,如果碰上滞产的状况,孕妇来不及被送至医院,乡村大夫懂一些针灸术,应该是孕妇们的福音吧!

这样的病例我也没有治过,只能把恩师的病案写出来。

(四)闭经

闭经是由多种疾病导致的女性体内出现病理、生理变化的外在表现,是一种临床症状而非某一种疾病。闭经可分为原发性和继发性,生理性和病理性。原发性闭经指年龄大于 14 岁,第二性征未发育,或者年龄大于 16 岁,第二性征已发育,但月经还未来潮;继发性闭经是指正常月经周期建立后,月经停止 6 个月以上;生理性闭经是指妊娠期、哺乳期和绝经期后的无月经;病理性闭经是直接或间接由中枢神经-下丘脑-垂体-卵巢轴以及靶器官子宫的某个环节的功能性或器质性病变引起的闭经。

病案:闭经让她烦躁

28 岁的潘某是一名优秀的小学教师,凭着对教育事业的热爱,她的教学工作表现出色,一直备受学校领导的赏识和学生家长们的好评。潘某的爱人不但长得挺拔帅气,工作单位也好,平时对她更是呵护有加。如此事业有成、家庭幸福的潘某,很是让单位的小姐妹们羡慕。

可是,小潘老师内心的苦恼只有自己知道,结婚两年还没有孩子。原因竟是自己的月经一直不正常。打从 17 岁月经初潮开始,她的行经期就和别人的不一样,别的小姐妹都是 1 月 1 次,而她却是 40 多天,甚至 50 d 才来一次,因为年少无知,觉得月经迟来麻烦事还少一些,也就没有和母亲提过。

直至结婚后,她才发现自己的月经不正常是导致不孕的根源。这时她才慌忙四处求医问诊。

然而,西药吃了近一年,最后胃都吃成浅表性胃炎了,月经依然不正常,食欲不佳,夜里多梦,腰酸背痛。无奈之下她又去中医院开了几十副中药吃。中药的确把她胃部不适的症状给改善了，可月经还是反反复复的，吃药就正常，停药就不正常。

小潘老师对自己的病彻底绝望了，她弄不明白，为什么医生给她查来查去都说她没有问题。子宫发育正常，各项检查没有问题，月经也不是器质性病变引起的不调，只是功能性紊乱。可怎么就治不好呢？

一次偶然的机会，学生家长向她推荐了我的恩师。就这样，她走进了恩师的诊疗室。

主诉：17岁月经初潮，素来行经错后，量少色红无块。近一年经水未来，面色萎黄，日渐消瘦，神疲乏力，头晕失眠，心烦易躁，两乳、胁肋作胀，舌淡红苔薄，脉沉细弦。体检：腹部柔软，无包块及压痛点。辨证：气血亏损，兼肝脾不调。治则：气血双补，佐以调理肝脾。治法：针刺取穴，脾俞、足三里、肾俞、气海、行间、血海。手法：快速进针，得气后留针30 min。每月治疗4次。经4个月经周期共16次治疗，经水如期而至，色量正常，无腹痛，精神转好，睡眠转佳。嘱其停止针灸，每晚自行艾灸关元及命门穴各半小时。9个月后电话告知已怀孕。

中医辨证分型

1.肝肾虚弱：年逾十八尚未行经，或量少逐渐闭经，体弱，头晕耳鸣，五心烦热，舌淡红，少苔，脉沉细或沉弱。治则：养肝补肾。

2.气滞血瘀：月经突然停闭，烦躁易怒，胸胁胀痛，小腹胀痛，拒按，舌紫暗有瘀点，脉弦或沉缓。治则：活血化瘀。

3.气血亏虚：月经逐渐延后，渐至闭经，头晕眼花，心悸气短，神疲肢倦，食欲不振，面黄肌瘦，舌淡苔薄，脉沉缓或弱。治则：补气养血。

治疗

1.主穴：次髎、关元、血海。

2.配穴：太冲、肾俞（肝肾虚弱）；曲泽、腰阳关（气滞血瘀）；重灸足三里、命门（气血亏虚）。

3.刺法：主穴加辨证配穴1个，刺之。

笔者按

闭经是妇科常见的疾病，对妇女健康影响较大，造成闭经的原因有很多，可分虚、实两大类型。恩师认为本例患者，虽形体瘦弱、精神疲惫、气血双亏，然其两乳、胁肋作胀，脉沉弦，又有肝郁气滞之象，是血海空虚兼气滞，故成闭经。脉症合参，当以气血双补，佐以调理肝脾，而使经水恢复正常。脾胃为后天之本，主消化水谷，化精微为气血，血源充足，则经血自行。故取脾俞、足三里穴以健脾胃；肾为先天之本，肾气旺则经血自充，故取肾俞、气海穴补肾气；血海穴配行间以通调肝脾之气。

以上是恩师单纯用针灸疗法治愈闭经。笔者临床上治疗该症多以刺血治之，效果甚好。但恩师的针灸经验也不能失传,故记之。

(五)外阴瘙痒

外阴瘙痒是妇科疾病的常见症状,外阴是特别敏感的部位,多种妇科病变及外来刺激均可引起瘙痒,使人寝食难安、坐卧不宁。外阴瘙痒多发生于阴蒂、小阴唇,也可波及大阴唇、会阴和肛周。

其病因常为如下几种:①慢性局部刺激,如外阴、阴道、宫颈炎症的异常分泌物的刺激;②外阴清洁度差,紧身化纤内裤、卫生巾等导致外阴通透不良;③外阴寄生虫病,如阴虱、蛲虫、疥疮等;④各种外阴皮肤病和外阴肿瘤等;⑤全身性疾病的外阴局部症状,如糖尿病、尿毒症、维生素缺乏症等。

本病发生的病因病机主要是肝、肾、脾功能失常。肝脉绕阴器,又主藏血,为风木之胜;肾藏精,主生殖,开窍于二阴;脾主运化水湿。肝经湿热或肝郁脾虚,化火生湿,湿热之邪,随经下注,蕴结阴器,或感染虫疾,虫扰阴部,发为阴痒。此外,肝肾不足,精血亏虚,生风化燥,阴部肌肤失养,亦可不荣而痒。临床常见的以肝经湿热和肝肾阴虚为多。

病案:难忍的外阴瘙痒让她抓狂

王某某,女,32岁,工人,已婚。主诉外阴瘙痒伴灼热感半年有余,夜晚尤甚,痒甚时常波及大小阴唇及肛周,带下微黄,阴部皮肤干涩,腰酸乏力,五心烦热,口干欲饮,失眠多梦,小便黄,大便干结。虽经中西医多法治疗,效果不显。每于天气转热身体大量出汗时,阴部瘙痒加重,每每搔抓见血方能止痒。王某某为此日益精神紧张,严重影响睡眠和工作。

妇检显示:阴道口大量块状白带,阴部潮红,附件(一)。白带常规:上皮细胞(+),脓细胞(++),白细胞(+),滴虫(一),霉菌(一)。舌红苔少,脉细弦数,诊断为单纯性外阴瘙痒。中医辨证:肝肾阴虚,湿毒内侵。治疗原则:滋阴降火,除湿止痒。治疗:刺会阴、血海穴,出血约30 mL;次髎穴出血约10 mL。刺血完毕,嘱其艾熏上述刺血穴位各30 min,每日1次。

两周后二诊:阴部瘙痒症状减轻,黄带消失,睡眠良好。二次治疗:刺三阴交、阳陵泉穴,出血约20 mL,继续艾熏。1个月后三诊:主诉诸症消失,外阴不再瘙痒。复查白带,均为(一)。

中医辨证分型

1. 湿热下注:阴部瘙痒,带多如豆渣样,外阴有时因痒搔破而红肿,口苦心烦,白带镜检有白色念珠菌,苔薄黄腻,脉弦滑。治则:清热化湿。

2. 感染虫毒:阴部瘙痒,如虫引状,奇痒难忍,灼热疼痛,带下量多,色黄,呈泡沫状或色白如豆渣状,臭秽,舌红,苔黄腻,脉滑数。治则:解毒杀虫。

3. 血虚阴亏:阴部干涩,奇痒难忍,或阴部皮肤变白、增厚、萎缩,皲裂破溃,五心烦热,头晕目眩,腰膝酸软,舌红少苔,脉弦细而数。治则:补血养阴。

治疗

1. 主穴:会阴、少府。

2. 配穴:委中、阴陵泉(湿热下注);曲池、少府(感染虫毒);血海、次髎(肝肾阴虚)。

3. 治法:①刺主穴,加辨证配穴。②有滴虫霉菌者,可配合药物熏灸外阴及阴道后穹隆部位;药物组成:雄黄、硫黄、白芷、明矾、艾绒各 60 g 一起研末,每次取3 g,置于艾绒上,以艾烟熏灸外阴及阴道 30 min,有燥湿杀虫之功效。

笔者按

阴痒,中医病名,是指妇女外阴瘙痒,甚则痒痛难忍,坐卧不宁,或伴带下增多等,称为阴痒,又称"阴门瘙痒""阴蟨"等。刺血选用会阴穴,旨在直接祛除局部组织湿热毒邪;血海为治湿热要穴,三阴交乃足三阴之交会穴,有健脾利湿的功效;次髎穴刺之可以疏通腰骶部经络,缓解腰部酸楚症状。刺血治疗单纯性外阴瘙痒疗效很好,对霉菌、滴虫引起的阴部瘙痒效果也不错,值得临床选用。

(六)慢性盆腔炎

慢性盆腔炎是指女性内生殖器及其周围结缔组织、盆腔腹膜的慢性炎症。常为急性盆腔炎未彻底治愈,在患者体质较差的情况下,急性盆腔炎的病程可迁延及反复发作,造成慢性盆腔炎;但是亦可无急性盆腔炎症病史过程,如沙眼衣原体感染所致输卵管炎。慢性盆腔炎病情较顽固,临床症状可见:

1. 慢性盆腔痛:慢性炎症形成的瘢痕粘连以及盆腔充血,常引起下腹部坠胀、疼痛及腰骶部酸痛。常在劳累、性交后及月经前后加剧。

2. 不孕及异位妊娠:输卵管粘连阻塞可致不孕和异位妊娠。

3. 月经异常:子宫内膜炎常有月经不规则;盆腔瘀血可致经量增多;卵巢功能损害时可致月经失调。

4. 全身症状:多不明显,有时仅有低热,易感疲倦。由于病程时间较长,部分患者可出现神经衰弱症状,如精神不振、周身不适、失眠等。当患者抵抗力差时,易导致急性或亚急性发作。

病案:慢性盆腔炎所致的下腹胀痛

张某,女,38 岁,已婚,育有一儿一女。主诉患有慢性盆腔炎 2 年,自从生育第二胎后,就常常感到下腹坠胀疼痛及腰骶部疼痛,在劳累、性生活后或经期加剧,常伴有月经不调、经血暗紫、白带增多、失眠乏力。被医院妇科诊为慢性盆腔炎。后经中西医多法治疗效果不显,特来本科诊治。

就诊时患者面色晦暗,痛苦面容,食欲尚可,大便黏滞,腹痛作胀,左下腹有刺痛感,舌质红,苔腻微黄,脉弦滑。

妇检:阴道通畅,分泌物较多,子宫区有压痛,左侧附件增厚,压痛明显。

B超检查:左侧附件增厚,卵巢 3.3 cm×2.3 cm,于其后方见一 5.4 cm×4.2 cm不规则形包裹性积液,周壁欠规则,包块无活动度,其内液体透声欠佳。

中医辨证:湿热蕴结血瘀型。治则:清热利湿、活血化瘀。

治疗:选用左侧子宫穴、腰阳关、三阴交穴刺之,出瘀血约 40 mL。刺血完毕嘱其艾熏刺血穴位各 30 min,每天 1 次。两周后二诊:左下腹部坠胀痛减轻,腰骶部疼痛也减轻,但性生活后仍有隐痛感。二次刺血:肾俞、关元穴出瘀血约20 mL。继续艾熏。前后刺血 4 次,历经 2 个半月,张某的所有症状基本消失,月经正常,睡眠正常。唯独劳累后偶感腰酸。半年后随访,未有不适,一切正常。

中医辨证分型

1.湿热蕴结:下腹隐痛、拒按,痛连腰骶,经期劳累后加重,带下量多、色黄黏稠、臭秽,低热起伏,胸闷纳呆,口干不欲饮,便结或不爽,舌质红,苔黄腻,脉弦数或弦滑。治则:清热利湿、活血化瘀。

2.寒凝气滞:小腹冷痛或坠胀疼痛,经期腹痛加重,得热痛减。带下量多清稀,腰骶冷痛,神疲乏力,舌淡暗,苔白腻,脉沉迟。治则:温阳活血,补气化瘀。

3.气滞血瘀:下腹胀痛或刺痛,经期腰腹疼痛加剧,经血量多有块,瘀块排出痛减,带下量多,婚久不孕,经前情志抑郁,乳房胀痛,舌体紫暗、有瘀斑,苔薄,脉弦涩。治则:活血化瘀。

治疗

1.主穴:肾俞、腰阳关、关元。

2.配穴:三阴交(湿热蕴结);命门(寒凝气滞);血海(气滞血瘀)。

3.刺法:①主穴 2 个加辨证配穴 1 个,刺之;②寒凝气滞者重灸关元、命门。

笔者按

中医认为慢性盆腔炎的发生多是由于经行产后等胞脉空虚之时,邪热入于胞宫与血互结阻滞胞脉,而致胞脉气血运行不畅,壅于下焦,蕴而化热;或邪热炽盛,蕴积于内,损坏血脉,久而成脓,属于中医学"少腹痛""带下""不孕""症瘕"等范畴,是妇科常见疾病之一。刺血治疗该证,疗效颇佳,无任何副作用。

(七)乳腺小叶增生

乳腺小叶增生是乳腺增生性疾病中最为常见的一种非肿瘤、非炎症性的增生性病变,是乳腺的初期增生,多发生在 25～35 岁,症状表现较轻,属于乳腺增生Ⅰ期。可发生于青春期以后的任何年龄的妇女,在乳腺增生患病率中占 70% 以上。

引起乳腺小叶增生的原因有很多,但主要与内分泌失调或精神情志有密切关系。育龄期妇女的乳腺受卵巢内分泌控制,一旦卵巢功能受到某种因素的影响,例如情绪不稳定、心情不舒畅、过度劳累、性生活不和谐、生活环境变迁,或者过食含有激素的滋补品,长期使用含有激素成分的化妆品,等等,均可导致人体内雌、孕激素分泌的比例失调或分泌节律紊乱而引起乳腺组织增生。

病案:刺血疗法治疗乳腺小叶增生

赵某某,女,42 岁。主诉:双侧乳房胀痛 4 年有余,一直没当回事。以前就是月经前胀痛,后来疼痛加重。现在基本上天天痛,只要是手一碰到,更是疼痛难忍。经量减少,腰膝酸软,神疲乏力,耳鸣弄得她心烦意乱,难以入眠。基本上每个月总有那么几天一直跑医院。吃药、外敷、理疗、按摩、艾灸,能想到的办法都试过了,但是效果微乎其微,后来她都有些绝望了。后经朋友介绍来我科就诊。

检查:患者面色暗黄,面颊色素沉着,乳房外观正常,双侧乳房外侧上方可触及 3 个大小不一的小结节,压痛明显,双侧腋下、锁骨上淋巴结无肿大。舌质淡胖,苔薄白,脉濡细。证属:脾肾阳虚,冲任失调。治法:温补脾肾,调摄冲任。

治疗:选取大椎、双侧曲泽、膻中穴刺之,出紫黑色瘀血约 60 mL。嘱其每天艾熏阿是穴、膻中、大椎穴,每穴灸 30 min。两周后复诊:双侧乳腺内结节明显缩小,脸色也明亮了不少,压痛也减轻了很多。

二次治疗刺心俞、肩井、足三里穴,出血量约 30 mL。前后共刺血 4 次,困扰患者 4 年的乳房胀痛消失了,数个小结节也消失了,睡眠正常,脸上的色素沉着也变淡了很多。赵女士的精神压力终于得到释放,心情也愉悦了。

中医辨证分型

1.肝郁气滞,痰瘀血结:乳房胀痛、肿块质硬、界线清楚、推之可移,心烦急躁,月经提前,白带多而黄,舌质红,苔薄黄,脉弦滑。治则:疏肝解郁,祛痰散结。

2.脾肾阳虚,冲任失调:乳腺隐痛,触之有硬结肿块、质地柔软,头晕失眠,面色萎黄,纳差,腹胀便溏,四肢不温,月经量少,白带多,舌质红,苔薄白,脉细弱。治则:温补脾肾,调摄冲任。

治疗

1.主穴:曲泽、膻中、阿是穴(乳房上的疼痛点)。

2.配穴:心俞、肩井(肝郁气滞,痰瘀血结);足三里、大椎(脾肾阳虚,冲任失调)。

3.刺法:每次选主穴 2 个,辨证配穴 1 个,刺之。

笔者按

中医将乳腺增生病称为乳癖,多由肝郁气滞或冲任失调造成,乳腺增生病主要表现为乳房胀痛和乳房内结节,乳腺单发或多发性结节,或界限不清的乳腺增生,多随月经周期或情志变化而改变,少数人可有乳头溢液或血性分泌物。

刺血治疗该病,有其独特的祛瘀散结功效。考虑到患者长期与电脑相伴,颈肌劳损者颇多,故取大椎、肩井穴刺之,以疏通颈椎供血。刺阿是、膻中穴为局部近端取穴,意在化瘀消滞。艾熏有消炎止痛、通经活络的效果。

六、儿科

(一)小儿疳积

小儿疳积,现代医学认为本病类似于小儿营养不良,是一种慢性营养缺乏症。其主要原因为摄入不足、喂养不当、偏食、消化吸收不良,或继发于各种慢性疾病,引起蛋白质或热量缺乏或消耗增加,以致不能维持机体正常代谢,而消耗自身组织,导致体重下降、皮下脂肪减少,表现为逐渐性消瘦、水肿、生长发育滞缓,严重者伴有各器官功能低下。

现在随着人们生活水平的提高,加之独生子女增多,家长们多缺乏喂养知识,盲目地给孩子补充营养,反而加重了孩子的脾胃负担,伤害了脾胃之气,滞积中焦,导致孩子食欲下降、营养缺乏,故现在的疳积多由营养失衡造成。

病案:光吃不长的瘦小儿

患儿,男,4岁。母亲代诉:患儿不思饮食,吃啥都不香,每顿喂饭,爷爷奶奶都是一边撵一边硬塞一口。所以,喂饭成了全家人最头痛、最伤脑筋的事情。多次去医院检查,有的医生说缺钙,就补钙;有的医生说缺锌,就补锌;有的医生说,营养不均衡,全家人就变着花样给患儿做各种可口的饭菜,但患儿就是吃不下去,每一顿都是只吃几口,或是硬喂一小碗。

就诊时患儿形体消瘦、面色萎黄,头发稀疏,精神不振,困倦无力,夜寐汗多,唇舌淡红,苔白腻,脉细而滑,指纹淡滞。

查体:无器质性疾病或全身性疾病。辨证:属脾虚夹积。治宜:健脾消疳。

治疗:常规消毒四缝穴,以12号一次性注射针头逐个穴位点刺0.5分深,从针眼处挤出大量白色透明黏液,直至挤出红色血液为度。

一周后复诊,家长诉:经一次治疗,回家后患儿食欲大增,每顿可以很轻松吃完一碗饭。巩固治疗:再刺四缝穴,仍然挤出少许白色黏液。一个月后,其母来电话告知,孩子长胖了,脸色红润了,吃嘛嘛香。

中医辨证分型

1.乳食内积:脘腹胀满,纳食不香,夜眠不安,精神不振,大便不调、恶臭,手足心热,苔厚腻,脉弱或兼数,指纹紫红色。治则:健脾消食,化滞行气。

2.气血两亏:面色㿠白或萎黄,毛发稀疏易脱,骨瘦如柴,皮肤干燥多屑,精神萎靡,啼声低沉,困倦无力,动则出汗,纳差,舌淡苔薄,指纹色淡。治则:健脾消滞,益气养血。

治疗

1.主穴:四缝。

2. 配穴:配合刮痧膀胱经(乳食内积);配合刮痧膈俞、足三里(气血两亏)。

3. 治法:患儿手心向上,术者握住患儿的四指(食指、中指、无名指、小指),常规消毒四缝穴,以 12 号一次性注射针头逐个穴位点刺 0.5 分深,可从针眼处挤出白色透明黏液,直至挤出红色血液为度。

笔者按

该病在现代西医学中以消化不良命名,其主要表现为食欲不振、厌恶进食、食不知味、脘腹胀满,部分患儿还表现有性情急躁、好动多啼、咬齿磨牙、睡眠不安等症状。西医治疗方法多为口服促进消化类药物或输液治疗,存在营养不良症状明显时,也配合各种能量合剂或微量元素等补液治疗,但效果不理想。

刺四缝穴治疗小儿疳积,效果非常明显,一般一次即可治愈,病程久、症状重者治疗 3 次也可基本治愈。四缝穴是手三阴经所过之处,与三焦、命门、肝和小肠有内在联系,针刺此穴具有解热除烦、调整三焦、理脾生精之功。

现代研究证明,刺四缝穴不仅能促进胃液及胃蛋白酶的分泌,还可使小肠中的胰蛋白酶、胰淀粉酶含量(消化强度)增加。

(二)小儿腹泻

小儿腹泻是多病因、多因素引起的一种疾病,是儿童时期发病率最高的疾病之一,已成为世界性公共卫生问题,根据世界卫生组织调查,全球每年至少有 10 亿人次发生腹泻,每天大约有 1 万人死于腹泻。在我国,腹泻同样是儿童的常见病,平均每年每个儿童年发病 3.5 次,死亡率为 0.51%。因此,防治小儿腹泻十分重要。

根据病程,腹泻分:急性腹泻,病程在 2 周以内;迁延性腹泻,病程在 2 周至 2 个月;慢性腹泻,病程在 2 个月以上。按病情分:轻型,无脱水,无中毒症状;中型,轻度至中度脱水或有中毒症状;重型,重度脱水或有明显中毒症状(烦躁,精神萎靡,嗜睡,面色苍白,高热或体温不升,白细胞计数明显升高等)。根据病因分为:感染性,如痢疾、霍乱、其他感染性腹泻等;非感染性,包括食饵性(饮食性)腹泻;症状性腹泻,如过敏性腹泻;其他腹泻如乳糖不耐症腹泻、糖原性腹泻等。

病案:通红的肛门

患儿,男,1 岁。因发热、腹泻、呕吐 3 天来诊。患儿 3 天前无明显诱因,突然高热 39℃,半天后开始腹泻和呕吐,大便每天 10 次以上,为黄色稀水便,蛋花汤样,无黏液及脓血,无特殊臭味,每天呕吐 3~5 次,呕吐物为胃内容物,非喷射性,曾用新霉素治疗,无好转。病后食欲差,尿少,近 10 h 无尿。特请针灸科会诊。

问诊:既往无腹泻和呕吐史。个人史:第二胎第二产,足月自然分娩,母乳喂养。查体:T38.9℃,P135 次/分,R35 次/分,BP80/50 mmHg,体重 9 kg,身长 75 cm。急性重病容,面色发灰,皮肤无黄染,未见皮疹,皮肤弹性差,肛门因多次腹泻而通红。心率 135 次/分,律齐,心音稍低。

实验室检查:Hb110g/L,WBC8.6×10^9/L,PLT200×10^9/L;粪便常规偶见 WBC。神经系统检查:无异常。

治疗:①刺四缝穴,挤出大量白色透明黏液;②针刺:足三里、合谷、长强穴,进针后,诸穴均提插强刺激 3 次即出针,不留针;③辅助艾灸神阙穴,每天 2 次,每次 20 min。

第二天复诊,患儿体温正常,腹泻次数减少,小便正常,但进食仍有呕吐。

治疗:继续针刺上述穴位,继续艾灸。连续针灸 5 d,患儿一切正常,诸症消失,病愈出院。

中医辨证分型

1. 伤食泻:大便溏泻,夹有乳凝块或食物残渣,气味酸臭,脘腹胀痛,拒按,嗳气酸馊或有呕吐,不思乳食,夜卧不安,舌苔厚腻或微黄,指纹滞。治则:消食化积。

2. 脾虚泻:大便溏泻,色淡不臭,多于食后作泻,时轻时重,面色萎黄,形体消瘦,神疲倦怠,舌淡苔白,脉缓弱,指纹淡。治则:健脾止泻。

3. 风寒泻:大便清稀,夹有泡沫,臭气不甚。治则:祛风散寒。

4. 湿热泻:大便水样或如蛋花汤样,泻下急迫,量多次频,气味臭秽,或见少许黏液,腹痛时作,食欲不振,神疲乏力或发热烦躁,口渴,小便短黄,舌质红,苔黄腻,脉滑数,指纹紫。治则:清热化湿。

治疗

1. 主穴:足三里、合谷、长强。

2. 配穴:四缝(伤食泻);艾灸神阙(脾虚泻);艾灸大椎(风寒泻);四缝(湿热泻)。

3. 治法:①常规消毒四缝穴,逐个穴位点刺 0.5 分深,从针眼处挤出大量白色透明黏液,直至挤出红色血液为度;②针刺足三里、合谷、长强穴,进针后,诸穴均提插强刺激 3 次即出针,不留针;③虚寒者,辅助艾灸神阙、大椎穴。

笔者按

小儿腹泻属中医"泄泻"范畴。6 个月至 2 岁婴幼儿的发病率较高,多发生在夏秋季节,若不及时治疗,可危及生命。小儿腹泻是造成小儿营养不良、生长发育障碍及死亡的主要原因之一。

刺四缝穴,配合针灸疗法治疗小儿腹泻,是最理想、无任何毒副作用的纯物理自然疗法,此法无须输液,也不用吃药。笔者认为这是婴幼儿腹泻首选的治疗方法。

（三）小儿咳嗽

小儿咳嗽是一种防御性反射运动,通过咳嗽可以阻止异物吸入,防止支气管分泌物的积聚,清除分泌物,避免呼吸道继发感染。任何病因引起呼吸道急、慢性炎症均可引起咳嗽。根据病程长短可分为急性咳嗽、亚急性咳嗽和慢性咳嗽:①急性咳嗽是指病程小于2周,多见于上呼吸道或者下呼吸道感染,以及哮喘急性发作;②亚急性咳嗽:是指病程大于2周而小于4周,除呼吸道感染外可见于细菌性鼻窦炎和哮喘;③慢性咳嗽:咳嗽症状持续大于4周称为慢性咳嗽。

病案:咳嗽的患儿

薛某,女,4岁。家长代诉:咳嗽2月有余。病史:患儿素体虚弱,食欲不振,形体消瘦。2个月前因受寒开始咳嗽,曾服用西药对症治疗但无明显疗效,咳嗽缠绵难愈,特来我科就诊。查:神疲乏力,面色㿠白,咳嗽痰多,色白清稀,肺部可闻干、湿性啰音,指纹色红。辨证:肺脾气虚,痰湿内盛。治以健脾养肺,止咳化痰。

治疗:①刺四缝穴,挤出许多白色透明浓稠黏液;②背部膀胱经刮痧、拔罐;③陈皮10 g,煮水代茶饮。

1周后复诊:患儿白天几乎不再咳嗽,夜晚、天要亮时会咳嗽几声,食欲大增。二次治疗:刺肺俞、四缝穴。经过2次刺血治疗,患儿咳嗽完全停止,面色红润,食欲正常。

笔者按

咳嗽是小儿常见的临床病症,临床以外感咳嗽较为多见。小儿为纯阳之体,感邪易趋于热化,临床上咳嗽初期虽是外感风寒,但往往很快热化,故临床以风热型咳嗽多见。根据中医传统理论,"实则泻之",故治疗宜疏风清热、宣肺止咳。大椎穴位于第7颈椎棘突下凹陷中,是手足六阳经与督脉的交会穴,针刺放血对于各种类型的热证、咳嗽、气喘等均有很好的疗效;四缝穴为经外奇穴,在手指第2~5指掌面的近侧指骨间关节横纹的中央,点刺放血或挤出少许黄色透明黏液对咳嗽、疳积等有特殊的疗效。研究显示,穴位刺血治疗小儿风热型咳嗽具有较好的临床疗效,且治疗效果优于中药内服,避免了患儿服药困难及服药后可能出现的不良反应。但血液功能异常、体质虚弱者禁用穴位刺血疗法。

中医辨证分型

1. 风热咳嗽:多发于春、秋季,咳嗽痰黄稠,咳痰不爽,发热恶风,汗出,流涕,咽喉干痛,口渴欲饮,大便干燥,小便黄赤,舌质红,苔薄黄,脉浮数,指纹紫蓝。治则:疏风清热。

2. 风寒咳嗽:咳嗽频作,咳声重浊,痰多色白,恶风畏寒,头痛倦怠,鼻塞不通,流清涕,喉痒声重,舌苔薄白,舌淡红,脉浮紧,指纹浮露。治则:祛风散寒。

3.痰湿内盛:咳嗽痰多清稀,口淡,食欲不振,倦怠懒语,面目虚浮,四肢不温,苔白腻,脉滑或濡滑,指纹淡红。治则:化痰除湿。

治疗

1.主穴:四缝、大椎。

2.配穴:肺俞(风热咳嗽);艾灸大椎(风寒咳嗽);少商(痰湿内盛)。

3.刺法:刺四缝穴,挤出大量白色透明黏液或数滴血液;辨证刺一配穴。

(四)小儿发热

儿童不明原因的发热是指时间超过2周、直肠温度至少4次达到38.5℃及以上,且未找到原因的发热。儿童不明原因的发热约有50%是由感染导致。不同年龄的儿童,感染类型也不同。6岁以下的儿童,65%是由病毒感染引起,特别是上呼吸道(鼻窦、鼻、咽喉)感染;6岁以上的儿童,患心内膜炎或传染性单核细胞增多症的可能更多。

在6岁以上的儿童中,约有20%的不明原因发热是由自身免疫性疾病引起。引起发热的自身免疫性疾病包括儿童类风湿性关节炎、肠炎和红斑狼疮。约10%的不明原因发热是由癌症引起,最常见的是白血病和淋巴瘤。约10%的病例由其他原因引起,包括药物过敏、遗传病和不同器官的病毒感染,如骨、胰、甲状腺、大脑和脊髓的感染。另有15%的儿童,尽管进行了各种检查,仍不能找到发热的原因。

病案:经常感冒发热的宝宝

患儿,3岁,男。家长诉:我家孩子自出生至今,身体一直是不是很好,特别容易感冒、发热,且发热后吃任何退热药都很难退热,非得输液一周后才能退下去。这次发热是中午在幼儿园午睡后出现的,宝宝发热、抽搐,被老师急送至医院。经查:体温39℃,咽部充血。血象检查正常。双肺呼吸音略粗,未闻及干、湿性啰音,心率106次/分,律齐,各瓣膜听诊区未闻及病理性杂音,腹平软,肝脾肋下未触及肿大,肠鸣音正常。输液2 d后,体温降至38.5℃,发热明显时伴轻微抽搐。特请针灸科会诊。

视诊:患儿神情疲惫,面色㿠白,体温38.6°,便秘3 d,指纹色红。辨证:外感风邪,热邪犯肺。治以清热宣肺,祛邪降温。

治疗:刺大椎、风池穴,每个穴位快速散刺三五个点,拔罐后各出血约5 mL。刺血后半小时体温降至38℃。

第二天复诊:患儿体温37.5℃,没有再抽搐,仍然便秘。治疗:刺四缝、曲池穴。腹部顺时针按摩5 min。第四天复诊:患儿体温正常,大便正常,食欲正常,病愈出院。

中医辨证分型

1.外感风寒:恶寒,发热,无汗,头痛,身痛,流清涕,打喷嚏,咳嗽,口不渴,嗓子不红、不痛,舌质红,苔薄白,脉浮紧,指纹浮红。治则:祛风散寒。

2.外感风热:恶风,发热,有汗或少汗,头痛,鼻塞,打喷嚏,流黄涕,咳黄黏痰,嗓子红肿疼痛,口渴,舌质红,苔薄黄,脉浮紫,指纹浮紫。治则:疏风清热。

3.阴虚内热:午后发热,手足心热,盗汗,心烦易怒,食少消瘦,舌红少苔,脉细数。治则:滋阴清热。

4.肺胃实热:发热,面红唇红,口渴欲饮,呕吐,纳呆腹胀,便秘,尿黄,舌苔黄腻,脉滑数,指纹紫滞。治则:清肺和胃。

治疗

1.主穴:大椎、曲池。

2.配穴:风池(外感风寒);少商(外感风热);商阳(阴虚内热);四缝(肺胃实热)。

3.刺法:①诸型发热均刺大椎穴;②根据辨证刺配穴 1 个;③风寒致热者,辅助艾灸大椎、风池穴。

笔者按

中医认为,小儿发热是由于感受外邪,或脏腑功能失调而引起体温异常升高的一种常见病症。采用刺血治疗小儿发热,往往有立竿见影的疗效。选刺大椎穴治疗发热,是因为刺激大椎穴可以提高机体的免疫功能,增强白细胞对入侵机体异物的吞噬作用,同时还有止痉的作用,而针刺四缝穴有健脾清热的功效。针刺风池穴有疏风散寒清热的作用。诸穴合用,可明显提高疗效,对小儿发热有很好的治疗作用,值得临床进一步研究。

(五)小儿腮腺炎

流行性腮腺炎是由腮腺炎病毒所引起的急性呼吸道传染病,全年均可发病,以冬春季为发病高峰期。好发于儿童,呈散发或流行趋势,在集体儿童机构中可形成爆发流行。其特征为腮腺非化脓性肿胀及疼痛,并有波及全身各组织的倾向,大多数患儿有发热及轻度不适症状,常见并发症为不同程度的脑膜脑炎、胰腺炎及睾丸炎等。

病毒可通过飞沫传染进入口鼻黏膜,经病毒血症定位于腮腺、颌下腺、舌下腺、胰腺、性腺等腺体,有时侵入神经组织。

病案:小宝右脸肿了以后

小宝,男,5 岁。因妈妈是高龄产妇,42 岁才剖腹产生下了他。全家人对他是万般宠爱,精心喂养,呵护备至。

一天下午午睡醒来,保姆给他洗脸时发现宝宝的右脸有点红肿,摸摸头还有点热。于是急忙告知其妈妈,全家人吓坏了,立即将患儿送进本院儿科就诊,经检查后确诊为小儿腮腺炎。因西医对此证无特殊治疗药物,所以只能对症处理:让患儿卧床休息,输液降温。然治疗 3 天,患儿的右腮腺红肿更甚,体温仍然未能降至正常。急请我科会诊。

查体:患儿右腮红肿,红肿范围以耳垂为中心向周围扩大,边缘不清,触之有弹性感及触痛,表面皮肤不发红,肿胀上缘可达颧骨弓、下缘颈后。体温 38.8℃。

治疗:①找准头部右耳上的角孙穴,剪去穴位周围的头发;②选灯心草或火柴棒点着,对准角孙穴,快速点击,使其发出"吱吱"响声为佳;③点刺右少商穴,挤出 30 滴血即可;④针刺合谷、风池、颊车穴。

3 日后复诊:患儿右脸红肿明显消退,体温正常。继续针灸上述穴位,1 日 1次,共治疗 3 次。间隔 1 周后再点灼角孙穴 1 次,患儿右腮腺完全消肿。体温依然正常。痊愈出院。

中医辨证分型

1. 风热上攻,温毒在表:症见头痛,发热不高,多在 37.5~38.5℃,打喷嚏,流涕,腮部肿胀酸痛,舌质红,舌苔薄黄,脉浮数。治则:祛风清热,解表祛毒。

2. 胆热犯胃,气血瘀滞:壮热烦渴,腮肿拒按,心烦恶心,便干尿赤,舌红苔黄,脉滑数或弦数。治则:清热利胆,活血化瘀。

治疗

1. 主穴:角孙、少商。

2. 配穴:风池、大椎(风热上攻,温毒在表);胃俞、合谷(胆热犯胃,气血瘀滞)。

3. 治法:①找准头部右耳上的角孙穴,剪去穴位周围的头发;②选灯心草或火柴棒点着,对准角孙穴,快速点击,使其发出"吡吡"响声为佳;③发热者可点刺患侧少商穴(双腮红肿者点双侧),挤出 30 滴血;④根据辨证配合针刺相应穴位。

笔者按

流行性腮腺炎相当于中医学所称的痄腮,俗称"蛤蟆瘟"。中医学认为,它是由风热时毒引起的急性传染病,临床以发热、耳下疼痛为特征。一年四季均可发病,春季易于流行。任何年龄均可发病,但以 5~9 岁小儿发病率最高。

西医对此证以抗病毒药物治疗为主,再结合对症治疗。而中医刺血治疗小儿流行性腮腺炎疗效颇佳。所选角孙穴属于手少阳三焦经穴位,位于头部,折耳郭向前,当耳尖直上入发际处即是此穴。现代医学经实验证实,角孙穴对流行性腮腺炎有特异性治疗作用,疗效可靠,可重复性强,临床常用于治疗腮腺炎、牙痛、角膜白斑、面神经炎、视网膜出血、耳郭红肿、口腔炎、咀嚼困难、呕吐、甲状腺肿等病症。